U0277255

医院评审评价与精细化管理新模式系列

主 编⊙左 伟

JCI
评审应知应会

Know-How for JCI Accreditation

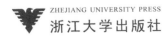

ZHEJIANG UNIVERSITY PRESS
浙江大学出版社

图书在版编目（CIP）数据

JCI评审应知应会 / 左伟主编. — 杭州：浙江大学
出版社，2016.7（2016.8重印）
　　（医院评审评价与精细化管理新模式系列）
　　ISBN 978-7-308-15982-1

　　Ⅰ.①J… Ⅱ.①左… Ⅲ.①医院－标准化管理－中
国 Ⅳ.①R197.32

中国版本图书馆CIP数据核字（2016）第137071号

JCI评审应知应会

左伟　主编

选题策划	张　鸽
责任编辑	张　鸽
责任校对	冯其华
封面设计	黄晓意
排　　版	杭州兴邦电子印务有限公司
出版发行	浙江大学出版社
	（杭州市天目山路148号　邮政编码310007）
	（网址：http://www.zjupress.com）
印　　刷	浙江海虹彩色印务有限公司
开　　本	889mm×1194mm　1/32
印　　张	7.25
字　　数	145千
版 印 次	2016年7月第1版　2016年8月第2次印刷
书　　号	ISBN 978-7-308-15982-1
定　　价	35.00元

前　言

　　JCI评审是医院内人人参与的评审过程,强调人人参与质量促进和患者安全的理念,有许多重要的制度和程序需要员工了解,甚至需要熟悉与加强记忆。在JCI评审期间,评审委员们会到全院各单位进行部门品质服务追踪,现场访谈各个层面的员工,以检视制度和程序是否在全院落实,并提出改进建议,以帮助医院实现患者安全与质量提升。

　　宁波市第四医院两次通过了JCI认证,从而积累了一些经验。在JCI评审前期,为了让员工能完整、正确地掌握所有相关讯息;在评审时让每位员工能从容应对现场答复,并能顺利解决调阅或查询有关文件的困扰,现我们将重点制度和流程按照《JCI医院评审标准》(第5版)中文版的章节的重点内容提炼编制成《JCI评审应知应会》小册子(俗称"口袋本")。为方便员工随身携带,并经常阅读。同时为全国参加JCI认证和关注JCI认证的同行们提供参考与借鉴。

本书在编写过程中得到了台湾彰化基督教医院团队、医惠科技有限公司和上海宏信医院管理有限公司的指导与支持,在此致以诚挚的谢意。

左伟

2016年3月6日

本书使用说明

　　本书的章节设置和相应的小标题序号设置以《JCI医院评审标准》(第5版)中文版为基础。如第一章"国际患者安全目标(IPSG)"中的"IPSG.1""IPSG.2""IPSG.2.1"即对应《JCI医院评审标准》(第5版)中文版的章节序号。本书中所提及的表单和制度为宁波市第四医院的名称,供其他医院参考。

缩略词表

（按缩写的字母顺序排序）

缩写	英文全称	中文全称
ACC	Access to care and continuity of care	医疗可及性及连续性
ACLS	Advanced cardiac life support	高级心脏生命支持
AOP	Assessment of patients	患者评估
ASA	American Society of Anesthesiologists	美国麻醉协会
ASC	Anesthesia and surgical care	麻醉及外科治疗
BLS	Basic life support	基础生命支持
COP	Care of patients	患者治疗
CPOT	Critical-care pain observation tool	重症监护患者疼痛观察工具
CPR	Cardio-pulmonary resuscitation	心肺复苏术
CR	Computed radiography	计算机X线摄影

续　表

缩写	英文全称	中文全称
CRAB	Carbapenem-resistant Acinetobacter Baumannii	耐碳青霉烯鲍曼不动杆菌
CRE	Carbaenem-resistant Enterobacteriace	耐碳青霉烯类肠杆菌科细菌
CRIES	Crying, requires O_2 turation, increased vital signs, expression, sleeplessness	新生儿疼痛评估量表
CR-PAE	Carbaenem-resistant Pseudo-monas Aeruginosa	耐碳青霉烯铜绿假单胞菌
CT	Computed tomography	计算机断层扫描
DNR	Do not resuscitate	拒绝心肺复苏
DR	Digital radiography	数字X线摄影
EPS	Emergency power supply	应急电源
ERCP	Encoscopic retrograde cholangio-pancreatography	经内镜逆行性胰胆管造影术
FLACC	Face, legs, activity, crying, consolability	行为法评价量表
FMEA	Failure mode and effect analysis	失效模式与效应分析
FMS	Facility management and safety	设施管理及安全
GCS	Glasgow Coma scale	格拉斯哥昏迷评分
GHS	Globally harmonized system of classification and labelling of chemicals	全球化学品统一分类和标签制度
GLD	Governance, leadership, and direction	治理、领导及管理

缩写	英文全称	中文全称
HIV	Human immunodeficiency virus	人类免疫缺陷病毒,又名艾滋病病毒
HVA	Hazard vulnerability analysis	危害脆弱性分析
ICD10	International Classification of Diseases 10	国际疾病分类第10版
ICU	Intensive care unit	重症监护病房
IMSAFE	Illness, Medicne, Sleep, Alcohol, Fatigue, Emotion	I指身体不适影响作业;M指服用药物引起嗜睡昏沉;S指睡眠不足打瞌睡;A指饮酒宿醉;F指过度疲劳;E指情绪低落或暴怒,无法作业或影响他人作业
IPSG	International patient safety goals	国际患者安全目标
ISBAR	Introduction, Situation, Background, Assessment, Recommendation	交班沟通程序:"I"指介绍,"S"指现状,"B"指背景,"A"指评估,"R"指建议
JCI	Joint Commission International	国际联合委员会
MMU	Medication management use	药品管理及使用
MOI	Management of Information	信息管理
MRI	Magnetic resonance imaging	磁共振成像
MRSA	Methicillin-resistant Staphylococcus Aureus	耐甲氧西林金黄色葡萄球菌
NRS	Numeric rating scale	疼痛数字评分法

缩写	英文全称	中文全称
NSAIDs	Non-steroidal antiinflammatory drugs	非甾体抗炎药
PACU	Post-anesthesia care unit	麻醉恢复室
PAINAD	Pain assessment in advanced dementia scale	老年痴呆患者疼痛评估量表
PALS	Pediatric advanced life support	儿童高级生命支持
PCI	Prevention and control of infections	感染预防与控制
PDA	Personal digital assistant	个人数字终端
PDCA	Plan, Do, Check, Act	计划,实施,确认,处置
PFE	Patient and family education	患者及家属的教育
PFR	Patient and family rights	患者及家属的权利
POCT	Point of care testing	现场快速检验
PPT	Power point	演示文稿文件
PRN	Pro Re Nata	必要时,长期备用医嘱
QPS	Quality improvement and patient safety	质量促进和患者安全
RACE	Rescue, Alarm, Confine, Evacuate	救援,报警,限制,灭火/疏散
RCA	Root cause analysis	根本原因分析
SAC	Severity assessment code	异常风险矩阵评估
SARS	Severe acute respiratory syndromes	非典型性肺炎
SDS	Safety data sheet	安全数据表

缩写	英文全称	中文全称
SEWS	Shock early warning system	休克早期预警系统
SQE	Staff qualifications and education	人员的资质和教育
TB	Tuberculosis	肺结核
Time-out	Time-out	手术暂停核查程序
TOCC	Travel, Occupation, Contact, Cluster	流行病史（包括旅游史、职业、接触史和群聚史）
TPN	Total parenteral nutrition	全胃肠外营养
UPS	Uninterruptible power supply	不间断电源
VRE	Vancomycin resistant Enterococci	耐万古霉素肠球菌
WHO	World Health Organization	世界卫生组织

目　录

第一章

国际患者安全目标(IPSG)

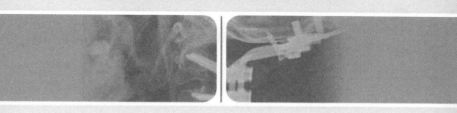

目标1 正确识别患者:对应政策为《患者身份识别制度》

IPSG.1 正确识别患者:对应政策为《患者身份识别制度》

❶ 患者的辨识方法有哪两种?

答:姓名＋出生年月日。

❷ 患者的辨识工具有哪些?

答:(1) 条码腕带(包含病区、患者姓名、性别及出生年月日等信息)。

(2) 移动护理PDA。

(3) 患者病历和检查单。

(4) 医保卡。

(5) 就诊卡。

(6) 二代身份证。

❸ 何时为患者辨识的时机?

答:患者辨识的时机包括:给药前;输血或血液制品前;抽血或采集其他标本前;进行治疗、手术和检查前;发放特殊饮食前;转运前。

❹ 在急诊科,怎样识别身份不明的昏迷患者?

答:急诊科护士以性别、就诊日期和24小时制的时分为患者临时命名(如"男05060531"),建立就诊信息和腕带,以"临时命名＋病历号"作为患者的识别信息。

目标 2　增进有效沟通：对应政策为《医嘱管理制度》《危急值报告制度》《交班制度》

IPSG.2　口头和电话医嘱管理：对应政策为《医嘱管理制度》

❶ 你知道口头医嘱归属于哪项制度管理吗？

答：口头医嘱归属于《医嘱管理制度》。

❷ 医院是否有电话医嘱和口头医嘱？

答：医院不允许用电话医嘱，而口头医嘱仅限于急救或手术时。

❸ 如果接受口头医嘱，需要有什么样的规范，多久内要补记口头医嘱？

答：接受口头医嘱的规范包含三个步骤：写下(Writing down)，复诵(Reading back)，确认(Confirming)。具体如下。

（1）在医生下达口头医嘱时，接听护士复读并记录口头医嘱内容，经下达医嘱的医生确认无误后方可执行。

（2）在执行口头医嘱时，需双人核对。

（3）在执行口头医嘱后，即刻补记执行时间及内容，并签名确认。

（4）在抢救结束后，医生必须即刻补记医嘱（在医嘱单上注明下医嘱的时间并签全名）。

（5）在执行口头医嘱中的注射医嘱时，保存液体瓶、安瓿，以便核对口头医嘱时使用。

（6）护士不执行医生下达的电话医嘱。

IPSG.2.1 危急值管理：对应政策为《危急值报告制度》

❶ 危急值通报范围如何制订？

答：依据国家、省、市等质控要求，结合我院(宁波市第四医院)实际情况，讨论拟定危急值项目及危急值范围；各临床、医技科室在实际诊疗工作中，如发现所拟定的危急值项目及危急值范围需要更改或增减，需及时与医务科联系，由医务科组织相关科室讨论修订。

❷ 住院危急值通报作业程序如何？

答：检查科室发现危急值→复核无误→登记内容→电话通知相关科室→相关科室医护人员接听记录按内容记录→回读登记内容→双方核对无误后由接听人员先挂电话→向主管医生汇报→将处理情况记录在危急值登记本、病程记录及交班本中。如遇通信失败，在工作时间，请报告医务科(8×××)；在非工作时间，报告总值班(56××××)。

❸ 门诊危急值通报作业程序如何？

答：检查科室工作人员当发现门(急)诊患者检查(验)出现危急值情况时，应及时通知门(急)诊护士站，由护士站工作人员通知经治医生并做好相应记录，门(急)诊经治医生应及时通知患者或家属取报告并及时就诊。若一时无法通知到患者，在工作时间，应及时向门诊办公室(8×××)和医务科(8×××)报告；在非工作时间，则应向总值班(56××××)报告。必要时，门诊办公室应帮

助寻找该患者,并负责跟踪落实,做好相应记录。医生
须将诊治措施记录在门诊病历中。

❹ 请问贵院是否有临床危急值的定义?

答:有。临床危急值(Panic value)是指某项或某类检验出
现异常结果,而当出现这种检验异常结果时,表明患者
可能正处于有生命危险的边缘状态,临床医生需要及
时得到检验信息,迅速给予患者有效的干预措施或治
疗,以挽救患者生命,否则就有可能出现严重后果或失
去最佳抢救机会。

❺ 危急值包括哪些方面的检查? 请提供文件(包含检验科、病
理科及放射科等的资料)。

答:提供《危急值报告制度》。危急值包括以下几个方
面的检查:①检验检查;②放射检查;③超声检查;④心
电图检查;⑤病理检查;⑥内镜检查;⑦床边检查。

IPSG.2.2　交接沟通:对应政策为《交班制度》

❶ 转科交班需要包括哪些内容,如何做?

答:转科交班包括的内容有医生转出记录、患者转送运送
等级单及护理转运交接记录单。具体做法如下。

(1) 医生按转出记录格式规范书写转出记录。

(2) 应用患者转送运送等级单评估运送等级。

(3) 护士填写护理运送交接记录单,按等级进行护送。

(4) 在转运前,电话通知相关科室做好接收准备。

(5) 准备合适的转运工具,根据患者病情准备护送物

品/药品,并向对方护理人员进行ISBAR(见本页下面内容)交班。

❷ a病房有一名患者要转运去b病房,而该患者在转科前需要进行血液透析,a病房要如何与血透中心和b病房交接?假设当该患者血透完毕时已经是小夜班的时间,a病房又该如何与b病房交接?

答:评估患者的护送等级情况,a病房填写《血透患者转运交接记录单》,并向血透中心做好交班。血透完毕,血透中心填好《血透患者转运交接单》,由a病房护士护送患者至b病房,同时填写《住院病区患者转运交接单》,护送至病房后做好交班工作。

❸ 医护人员交班方式运用什么程序?

答:医护人员交班运用ISBAR程序。

I:患者基本信息,交接班人员身份介绍,交班时间。

S:患者基本状况。

B:患者既往史。

A:患者评估。

R:要求接班医生做的事项,并尊重病患的隐私,做好患者隐私的维护工作。

❹ 特殊检查或侵入性检查范围有哪些,在哪些情况下需书写特殊检查/侵入性检查/治疗患者交班事项单?

答:特殊检查或侵入性检查范围包括增强CT、增强MRI、胃镜、肠镜、支气管镜、经内镜逆行性胰胆管造影术(ER-CP)、喉镜、介入治疗、各种超声下穿刺、阴道镜检查、膀胱镜检查、高压氧和针灸理疗等。在行这些检查时,都需要填写特殊检查/侵入性检查/治疗患者交班事项单。

❺ 哪些患者属于交班重点?

答:要重点交班的患者包括危重患者,3类、4类手术术前当天患者,术后当天患者,过敏反应的患者及需行特殊操作的患者等。

目标3　改善高警讯药品的安全性:对应政策为《高警讯药品管理制度》

IPSG.3　高警讯药品管理:对应政策为《高警讯药品管理制度》

❶ 你知道高警讯药品管理对应哪项管理制度吗?

答:对应《高警讯药品管理制度》。高警讯药品包括高危药品(包括高浓度电解质液)、相似药品。高危药品是指如果使用不当或使用错误,会对患者造成严重不良后果甚至造成患者死亡的药品。相似药品是指包装相似、名称相似、一品多规或多剂型的药品。

❷ 对高危药品如何进行标识和定位?

答:高危药品的储存应有特别标志(红底白字,黄色警示圈,黑色感叹号提示牌);专区存放,专用标签;医生录入医嘱系统的画面以红字提醒;处方、发药卡和注射卡上显示"危"字。

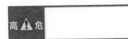

❸ 如何处理看起来相似、听起来相似的药品？

答：（1）发现有相似药品应统一拍照，及时维护目录，并通过医院内网发布公告，请医护人员阅读。

（2）在药品的储存位置贴上"相似药品"警示标签（黄底黑字）。

（3）相似药品的储存位置尽可能相隔一定的距离。

（4）在医嘱系统上显示"与某某药为相似药品"；在发药系统上，字体显示为紫罗兰色。

IPSG.3.1　高浓度电解质液管理：对应政策为《高警讯药品管理制度》

❶ 在医院病区，高浓度电解质液是如何管理的？

答：药剂科的各部门需独立存放，并标有高浓度电解质液专用标识；在药剂科以外的区域不得存放高浓度电解质液。在医生开具高浓度电解质液的医嘱时，医嘱系统会特别提示；在护士调配给药时，需双人核对并签名。

❷ 贵院高浓度电解质液的品项有哪些？

答：目前，我院的高浓度电解质液有10%氯化钠注射液。

目标4　确保正确的手术部位、操作和患者：对应政策为《手术部位识别标示制度》《手术安全核查制度》

IPSG.4　手术标记管理：对应政策为《手术部位识别标示制度》

❶ 手术和侵入性操作的部位标记要由谁来做，使用什么符号

来表示?

答:(1) 手术部位标记应由主刀医生来做。要求患者或家属参与手术部位标记,清醒患者自己参与,意识不清的患者由家属参与。病房护士负责核对患者手术部位的标识情况。

(2) 手术标记符号:在手术部位以合适大小写上"○"(大小:头面部为1～2cm,其他部位为2～3cm)。禁止使用"×"来表示手术部位或不可触及部位。对于牙齿,要在X线片上标记(要区分正反)或在牙科侵入性检查和治疗安全核查表中的牙齿全景图上标记。对于脊柱,应于术前标记大约位置(因颈椎、胸椎、腰椎需初步确认),术前或术中再以C臂机确认节数,如T_3、C_3及L_5等精确位置。对肢体石膏固定患者,在病房时,应在石膏上画标记;在手术室拆除石膏后,再重新画标记。

❷ 哪些部位的手术必须进行手术部位标记?

答:(1) 成对的器官,如肾、输卵管、卵巢、眼睛、肺、耳、肢体、锁骨及肢体关节等。

(2) 双侧器官,如脑、鼻。

(3) 多平面部位,如脊柱。

(4) 多重结构,如手指、足趾、肋骨及病灶部位。

(5) 在对腹部正中切口、腹腔镜下的双侧器官进行单侧手术时。

(6) 牙齿。

❸ 哪些手术不必进行手术部位标记?

答：（1）单器官手术，如食管、胃、胰腺、肝脏、膀胱及子宫
等部位的手术。

（2）术前没有明确操作部位的手术/操作，如剖腹探查
手术。

❹ 什么时候进行手术部位标识？

答：对于非抢救手术，在患者送达手术室前完成手术部位
标记；对于抢救手术，则可在手术室行手术前完成手术
部位标记。

❺ 怎样确保手术部位、操作和患者是正确的？

答：（1）在术前标记手术部位（手术标识制度）。

（2）在手术/操作开始前核查（Time-out），有专门核对表
（手术安全核查制度）。

IPSG.4.1 手术安全核查管理：对应政策为《手术安全核查制度》

❶ 在哪些情况下，要执行Time-out？

答：在实施手术和有创操作前，需要执行Time-out，如：外科
手术；牙科治疗；侵入性操作包含但不限于放置中央静
脉导管，无痛分娩治疗，支气管镜检查，消化道内镜室
检查，超声波导引下治疗，心导管检查或治疗，影像学
导引下检查或治疗等。同一医生在同一时间、同一地
点进行的手术/操作可除外。

❷ 什么时候执行Time-out？

答：在手术/操作开始前（切皮前）执行Time-out。

❸ 对手术核查人员的资质有什么要求?

答:(1) 具有执业资质的手术医生、麻醉医生和手术室护士。

(2) 手术医生是指主刀医生,特殊情况可由第一助手(简称一助)代替。

❹ 怎样进行手术操作安全核查?

答:(1) 在麻醉实施前核查:由主刀医生或一助主持核查,手术医生、麻醉医生及手术护士三方按《手术安全核查表》依次核对患者身份(姓名、出生年月日)、手术方式、知情同意情况、手术部位与标识、麻醉安全检查、皮肤是否完整、术野皮肤准备情况、静脉通道建立情况、患者过敏史、抗菌药物皮试结果、术前备血情况、假体情况、体内植入物情况、仪器设备和影像学资料等内容。

(2) 在手术/操作开始前核查(Time-out):由麻醉医生主持核查,手术小组全体成员共同参与核查患者身份(姓名、出生年月日)、手术方式、手术部位与标识,并确认风险预警、备血情况、假体情况、体内植入物情况、术前抗生素使用情况、仪器设备和影像学资料等内容。手术物品准备情况的核查由手术室护士执行,并向手术医生和麻醉医生报告。

(3) 在患者离开手术室前:由巡回护士主持核查,手术医生、麻醉医生及手术护士三方共同核查患者身份(姓名、出生年月日)、实际手术方式,核查术中用药、输血情况,清点手术用物,确认手术标本,检查皮肤完整性、动静脉通路、引流管及植入物情况,确认患者去向等。

(4)在手术、操作正式开始前的即刻核查程序:在切开患者皮肤前,手术小组所有成员暂停所有工作,共同执行手术/操作开始前核查(Time-out)。

a)手术主刀医生宣布开始核查,所有手术人员停止所有工作参与核查。

b)巡回护士说出腕带上患者姓名和出生年月日,进行身份确认。

c)麻醉医生开放式提问,手术医生回答手术部位、手术方式及手术标识。

d)依序由手术医生、麻醉医生、巡回护士及手术护士陈述《手术安全核查表》内容并共同确认。

e)确认无误后,手术护士将下刀工具提给手术医生,执行手术。

❺ Time-out的执行程序和内容有哪些?

答:(1)执行程序:由麻醉医生主持核查,手术小组全体成员共同参与核查;如无麻醉医生参与,则由手术医生主持核查并填写。

(2)内容:包括患者身份(姓名、出生年月日)、知情同意情况、手术方式、手术部位与标识,并确认风险预警、备血情况、假体情况、体内植入物情况、术前抗生素使用情况、仪器设备和影像学资料等。手术物品准备情况的核查由手术室护士执行,并向手术医生和麻醉医生报告。

（3）要求：

a）所有手术［包括紧急手术和门(急)诊手术］执行手术/操作开始前核查(Time-out)。

b）在切开患者皮肤前,手术小组所有成员暂停所有工作,共同执行手术/操作开始前核查(Time-out)。

c）参与人员在各自职责范围内核查信息时,应口头回答指令者"是"或"不是",确认信息不能用默认、点头、摇头或打手势等方式代替。

d）在核查过程中,任何人对任何一点信息有任何疑问,应当场立即提出疑问,所有人员再重新确认信息。

e）未进行手术/操作开始前核查(Time-out)的,不得进行手术,所有参加手术的人员有权拒绝进行手术。

f）麻醉医生在《手术安全核查表》中记录核查时间。

目标5　降低医疗相关感染的风险:对应政策为《手卫生管理制度》

IPSG.5　降低医疗相关感染的风险:对应政策为《手卫生管理制度》

❶ 洗手口诀是怎样的,如何洗手?

答:（1）七步洗手法口诀:内、外、夹、弓、大、立、腕。

● 内:掌心对掌心;

● 外:手指交叉,掌心对手背搓揉;

● 夹:手指交叉,掌心对掌心搓揉;

● 弓：双手互握，搓揉手指；

● 大：拇指在掌中搓揉，双手交替；

● 立：指尖在掌心中搓揉；

● 腕：揉搓手腕。

（2）洗手时间要求：湿洗手，40～60秒；干洗手，20～30秒。

❷ 在哪些情况下需要洗手？

答：洗手五时机（两前三后）。

（1）两前：在接触患者前；在进行清洁/无菌操作前。

（2）三后：在血液、体液暴露及摘手套后；在接触患者后；在接触患者周围环境后。

❸ 干洗手与湿洗手的时机分别为何时？

答：（1）干洗手时机：当手部没有肉眼可见污染时，宜使用速干手消毒剂消毒双手以代替洗手。

（2）湿洗手时机：当手部有血液或其他体液等肉眼可见的污染时，应用肥皂（皂液）和流动水洗手。

目标6　降低患者因跌倒受到伤害的风险：对应政策为《坠床/跌倒风险管理制度》

IPSG.6　降低患者因跌倒受到伤害的风险：对应政策为《坠床/跌倒风险管理制度》

❶ 预防跌倒的措施有哪些？

答：（1）医院有《跌倒/坠床风险管理制度》，并已落实。

（2）筛查跌倒高风险人群,并进行干预。

a）对所有住院患者,应用《住院患者跌倒/坠床风险因子评估表》进行跌倒高风险患者筛查。

b）对门(急)诊就诊患者进行筛查。必须对以下人群进行跌倒风险评估:儿童(0～14岁);年龄在65岁及65岁以上,且为神经内科、内分泌科的患者;患有脑萎缩、脑血管意外、病理性骨折、帕金森病或白内障5种疾病之一者。

（3）环境安全措施:保持病室通道和病房走廊无障碍物,有足够照明;保持地面清洁干燥,拖地或地面潮湿时及时放置警示标识;医院内若有跌倒高风险的场所,则应落实预防跌倒措施。

（4）设施设备安全措施:在病房、洗手间及走廊等处提供扶手,病区洗手间地面防滑设置,随时维修床板、床栏、床摇把及床轮,定期保养轮椅。

（5）向患者或家属做好安全教育工作,签署预防跌倒/坠床告知书。

（6）在易致跌倒药品的医嘱和输液卡上予以"跌"字提醒,医生和护士需告知患者及家属并进行宣教。

（7）在高危患者床头悬挂"跌倒警示",腕带有"小心跌倒"标识。

（8）制作预防跌倒宣传资料,做好有关防止跌倒的宣传教育。

（9）根据需求提供合适的助行器,使用中的床、平车、轮椅和便椅的轮子要固定,转运中要用安全带固定,在推行至斜坡时要保持患者的头在高处。

（10）监测住院患者跌倒发生率和受伤率,针对发生因素及时进行整改。

❷ 床栏是否需要拉上?

答:是。

❸ 对住院患者,何时要进行跌倒初始评估及再次评估?

答:（1）初始评估:在患者入院时。

（2）再次评估:在转入或病情发生变化(意识、肢体活动)时;在使用易致跌倒药品时;在病情改变后;在手术后。

（3）对高风险患者,每天评估1次。

（4）对非高危患者,每周评估1次。

❹ 如何评估坠床/跌倒伤害程度?

答:（1）无:无伤害。

（2）轻度:挫伤或擦伤,导致需使用敷料、冰敷、清创、抬高患部或局部用药。

（3）中度:肌肉及关节扭伤,需缝合,使用免缝胶带/人工皮或上夹板。

（4）重度:骨折、神经或体内损伤,需进行手术,使用矫具、牵引。

（5）死亡:患者因跌倒造成的伤害结果而死亡。

❺ 住院患者若不慎坠床/跌倒,应如何处理?

答:（1）根据损伤情况采取合适的搬运方法。

（2）评估生命体征，根据需要进行治疗和护理。

（3）报告医生和护士长。

（4）填写跌倒/坠床意外事件报告表，在医院内网上报医疗安全不良事件。

（5）员工当发现易引起患者跌倒的高危环境和设备因素存在时，应及时通知总务科或设备科。

（6）护理部、总务科进行调查，每月汇总报至医院评审评价办公室（简称医评办）；医评办根据不良事件严重度评估，提出改进建议，报医院质量与安全委员会批准后由相关部门执行。

❻ 如何对门（急）诊患者进行跌倒/坠床风险评估和评判？

答：（1）儿童（0～14岁）：使用《儿童跌倒/坠床危险因子评估表》进行跌倒/坠床风险评估，评估结果≥4分的属于高风险人群。

（2）门（急）诊患者（＞14岁）：使用《门诊患者跌倒/坠床危险因子评估表》进行跌倒/坠床风险评估。必须进行评估的患者包括：就诊年龄在65岁及65岁以上，且为神经内科、内分泌科的患者，或者患有脑萎缩、脑血管意外、病理性骨折、帕金森病或白内障5种疾病之一者。评价结果≥6分的属于高风险人群。

❼ 当有跌倒/坠床高风险患者时，如何让医护团队知道？

答：对跌倒/坠床高风险患者，会加强给予预防跌倒宣教，腕带标识"小心跌倒"，床尾挂"防跌牌"。

第二章

医疗可及性及连续性(ACC)

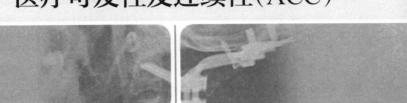

ACC.1 入院筛查：对应政策为《评估筛查制度》

1 对患者住院或门诊治疗，有无筛检的制度？

答：有。

（1）对门诊患者，按门诊就医流程协助患者就医。

（2）对急诊患者，按预检分诊，将患者分流至相应急诊区域就诊。

（3）在收治患者住院前，收集患者的详细相关病史，如患者的职业、生活习惯及家族史等，以作为治疗的参考。

2 医院提供服务的范围[门(急)诊、住院]有哪些？不提供服务的范围有哪些？

答：本院根据患者病情需求提供急诊及30多个专科门诊医疗服务、住院医疗服务，且依门(急)诊及住院流程为患者提供服务。根据医院使命和资源匹配的情况，本院未开展精神疾病、肿瘤放疗、重症患儿、需要层流支持的血液系统疾病及烧伤患者的住院治疗服务。

3 医院是否制定了以诊断性检验、检查结果决定患者收治入院、转科及转院的规定？

答：（1）本院各专科均制定了科室所有疾病的收治标准，且制定了《评估筛查制度》。患者在入院前均需完成各专科临床评估相关的检验、检查，以协助临床诊断，且参考报告结果，达到收治标准后收治入院。

（2）对达到转院标准的患者，在转院前均提供出院记录。

❹ 医院是否制定了收治患者入院前须执行相关诊断性检验、检查的制度？

答：(1) 患者在入院前均需完成各专科临床评估相关的检验、检查，以协助临床诊断，且参考报告结果，达到收治标准后收治入院。

(2) 入院前的基础检查一般有血常规、大小便常规及心电图等。各专科依据病情需完成肝肾功能检查、胸部X线检查及超声检查等。

(3) 针对急性多次腹泻患者，门(急)诊需做大便常规检查、大便采样培养，排除霍乱、细菌性痢疾等传染病。针对长期居住在养老院的患者，当因感染性疾病来就诊时，需做痰培养、血培养等，以排查耐甲氧西林金黄色葡萄球菌(MRSA)感染。

ACC.1.1　急诊患者优先评估和治疗：对应政策为《急诊服务制度》

❶ 医院是否制定了检伤分级来确定患者需求的优先次序？

答：(1) 在急诊科，患者都须经过检伤分类后，依病情轻重缓急到各区看诊。

(2) 在病房，则根据休克早期预警系统的规定，及早处理病情恶化的重症患者。

❷ 工作人员是否都有接受检伤分类的训练？

答：是的。急诊检伤人员都是有3年以上的护理工作经验、

1年以上急诊工作经验的护士,其经课程教育及资深护理人员训练后执行急诊检伤工作。

❸ 是否根据患者需求的紧急程度来优先处置患者?

答:是的,按病情分为5级。

❹ 对危急患者,是否先评估并稳定后,才再转送或转院?

答:危急患者须经主治医生认定,病情稳定后才能转送或转院。在以下情况下,不能转送或转院。

（1）心跳、呼吸停止。

（2）有紧急气管插管指征,但未插管。

（3）血流动力学极其不稳定,但未使用药物。

❺ 在移转患者前已先提供稳定治疗的,是否有记录?

答:有,记录在医院所保存的病历中。

ACC.1.2　诊断和（或）治疗服务等待或延迟:对应政策为《延迟诊疗告知制度》

❶ 在医院提供的诊疗延迟时,应如何告知患者且有记录?

答:（1）当检查或治疗项目因故不能及时实施时,由主管医生负责告知患者或授权委托人延迟原因、等候时间及替代方案,并填写《检查/手术延迟说明书》。

（2）住院待床的,由床位协调中心员工告知,并填写《患者待床说明书》。

（3）对住院患者,需在病历中记录延迟信息。

ACC.2　入院：对应政策为《患者就医制度》《急诊留观制度》《入院制度》《预约挂号制度》

❶　医院是否制定了门诊挂号标准流程？

答：(1) 本院制定了《预约挂号制度》，规范预约挂号流程。

(2) 本院推出以下5种预约挂号方式：

a) 电话预约(0574-65001234)；

b) 医院网站预约(http：/wsgh.nbws.gov.cn/index.shtml)；

c) 门诊服务中心及各分诊台现场预约；

d) 门诊医生工作站预约；

e) 各个门诊楼层挂号缴费机自助预约。

❷　医院是否制定了收治住院患者的程序？

答：本院制定了《入院制度》，规范患者门(急)诊入院程序。

❸　员工是否熟悉医院有关患者留院观察的程序？

答：针对急诊留院观察患者，本院制定有《急诊留观制度》《急诊观察室患者收治标准》及《住/出院手续标准作业办法》。

ACC.2.2　入院前告知：对应政策为《入院制度》

❶　在患者需要住院时，医生应与患者或其家属做哪些沟通？

答：医生在开具入院证时，需告知患者或其家属以下内容。

(1) 住院的原因。

(2) 治疗计划。

（3）大致费用。

（4）可能的治疗结果及其他有助于患者或家属做出决定的信息。

ACC.2.3　ICU 转入标准：对应政策为《ICU 转入转出规定》

❶ 患者转入 ICU 的标准是什么？

答：患者在转入 ICU 前，需要符合根据生理、生化指标制定的 ICU 收治标准。

ACC.2.3.1　ICU 转出标准：对应政策为《ICU 转入转出规定》

❶ 患者转出 ICU 的标准是什么？

答：（1）生命体征稳定，不再需要监护。

（2）脱离呼吸机，拔除气管插管。拔管后动脉血气指标：急性呼吸衰竭，FIO_2 为 30%～40%，$PaCO_2 < 50mmHg$，$PaO_2 > 60mmHg$；慢性呼吸衰竭，FIO_2 为 30%～35%，$PaCO_2 < 70mmHg$，$PaO_2 > 55mmHg$。

（3）血清 Na^+ 浓度为 130～150mmol/L；血清 K^+ 浓度为 3.0～5.5mmol/L。

（4）严重心律失常已被纠正。

（5）无治愈希望，家属要求自动出院。

❷ ICU 转入转出标准如何体现？

答：（1）在将急危重症患者收治 ICU 时，收治医生在电子入院证上选择相应的 ICU 收治标准。

（2）对于病区转 ICU 的患者，转科医生在转科记录上书写符合转 ICU 的条件。

（3）在 ICU 患者转至病区时,ICU 医生在转科记录上书写符合转出 ICU 的条件。

（4）在 ICU 患者出院时,ICU 医生在出院记录中书写符合转出 ICU 的条件。

（5）对 ICU 转至病区的患者,优先安排在病区的抢救室。

（6）对 ICU 转至病区的患者,接科医生需在入科记录上书写 ICU 符合病房接收的条件。

ACC.3　医疗的连续性:对应政策为《连续性医疗制度》

❶ 从一个部门转到另一个部门,如何促进该转运过程顺利进行?

答:严格遵循医院制定的《交班制度》《连续性医疗制度》。

❷ 何时执行特殊/侵入性检查交班?

答:（1）在行特殊/侵入性检查治疗时。

（2）在住院患者转康复或转血透治疗时。

（3）书写交班单,操作医生需详细阅读后在交班单上签字。

❸ 对哪些患者需要书面交班?

答:需要书面交班的患者包括危重患者,3 类、4 类手术术前当天患者,术后当天患者,过敏反应患者及需行特殊操作的患者。

❹ 长期出门诊或请假医生如何交接病房患者?

答：长期出门诊或请假医生在病程录上书写交班记录；接收医生在病程录上书写接班记录进行交接。

❺ 各科会诊，医生需要在多长时间内到达？

答：急诊会诊需在10分钟内到达，普通会诊需在48小时内到达。

ACC.4 出院或转院管理：对应政策为《出院制度》《转院制度》《住院患者请假制度》

❶ 什么时候开始制订出院计划，在病历的哪些部分可以体现出院计划？

答：（1）在患者入院时，就应该考虑出院计划的制订。与提供治疗服务有关的人员都应参与出院计划的制订，并且出院计划的制订流程贯穿于患者的整个住院过程。

（2）早期出院计划在护理入院评估、首程诊疗计划中体现；后续出院计划则在日常病程录中体现。

❷ 医院是否有规范住院患者请假制度？

答：（1）本院制定了《住院患者请假制度》，规范患者请假。

（2）有用药的患者不得请假或必须在用药前回到医院。原则上，患者在住院期间不得请假离院；因特殊情况需请假的，由患者或授权委托人向主管医生请假，主管医生根据情况决定是否准假；医生须告知患者及授权委托人离院期间的注意事项和需要承担的可能后果；患者或授权委托人以及主管护师或主管医生在《住院患者外出请假单》上签字;告知护士长或者当班护士,并做好相应记录。

ACC.4.1 患者和家属的教育:对应政策为《出院制度》

❶ 如何对患者与家属做好有关患者持续照护需求的教育和指导?

答:(1) 指导患者和家属如何安全又有效地使用所有药物,告知药物的副作用,以及避免哪些药物或食物的交互作用。

(2) 指导患者和家属如何安全又有效地使用医疗设备。

(3) 指导患者和家属有关适当的饮食和营养。

(4) 指导患者和家属如何处理疼痛的问题。

(5) 指导患者和家属有关康复的技术。

ACC.4.3 出院小结:对应政策为《出院制度》

❶ 出院病历摘要需要包括哪些内容?

答:(1) 入院原因、诊断、并发症及合并症。

(2) 重要检验检查及其他发现记录。

(3) 诊断性及治疗性处置过程。

(4) 重要药物治疗;出院带回药物,须包括药名、剂量、途径及使用天数。

(5) 患者出院时状况描述。

(6) 给出院患者的指导。

ACC.4.4　复杂医疗或诊断患者的门诊小结：对应政策为《门诊小结制度》

❶ 医院是否有对长期门诊就诊患者进行总结？

答：（1）门诊阶段小结包括初诊时间，复诊时间，患者姓名、性别、年龄、诊断、用药史、过敏史及医生签名等。

（2）门诊阶段小结应3个月1次。

（3）门诊阶段小结由门诊电子病历自动生成，接诊医生需认真阅读内容，并点击已阅才能进入就诊程序。

❷ 门诊复杂病症的类型包括哪些？

答：按ICD10标准，门诊复杂病症包括以下几种。

（1）心功能不全，疾病编码为ICD10：I50.901-905。

（2）慢性肾脏病5期，疾病编码为ICD10：N18.001。

（3）糖尿病伴多个并发症，疾病编码为ICD10：E11.700。

（4）恶性肿瘤维持性化学治疗，疾病编码为ICD10：Z51.103。

ACC.4.5　患者不遵从医院建议，离开医院的管理：对应政策为《自动出院制度》

❶ 医院如何管理自动出院患者？

答：（1）针对拒绝入院治疗的门（急）诊患者或办理自动出院的住院患者，由综合服务中心人员电话随访进行关怀，追踪患者返家后的状况，以确保患者的安全。

（2）医务人员将自动出院患者的名单告知综合服务

中心。

（3）针对自动出院且有自伤和传染病者,须根据法规通报相应单位。

（4）若患者在告知医生后自动出院,则医生须告知和记录相关风险。

ACC.5 转移患者:对应政策为《转院制度》

❶ 医院如何完成患者转院?

答:（1）由主管医生判断其所患疾病为非本院收治范围的疾病,且符合所转入医院的收治标准,提出转院申请［包括住院和门(急)诊需收入院的患者］。

（2）对住院患者,需经科主任审批,方可办理转院。

（3）管床或接诊医生要向患者及家属告知转院的风险,对危重患者要在风险告知书上签字。

（4）联系治安岗(内线电话8×××),通知120急救分中心转运。

（5）转院科室医生与120急救医生交接,并在出院记录上签名。120护送人员填写急救中心转院记录单,记录转运途中病情变化,与接收医院的医生交接患者,经接收医院的医生签名后,表单保留在相应的病历中。

❷ 转院单的内容有哪些?

答:转院单的内容包括:患者病情;患者入院后所接受的治疗和操作;患者继续治疗的需求;转院的原因;接收医院的名称,接收医生签名;转运过程中的病情变化,其他任何与转运有关的特殊情况;转运过程中,观察和监测患者的医务人员签名。

ACC.6　交通:对应政策为《医疗运输制度》

❶ 患者返家的车辆需求如何满足?

答:门(急)诊及住院患者在返家时,若有车辆需求,医务人员协助联系出租车公司,联系电话×××××××××。

第三章

患者及家属的权利(PFR)

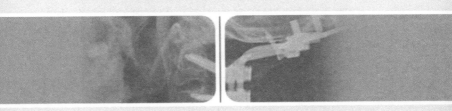

PFR.1 保障患者和家属在接受医疗服务期间的权利:对应政策为《患者的权利和义务》

① 你知道贵院患者的权利吗? 请你简述内容。

答:我院患者有如下的权利。

(1) 患者有权得到平等一致的医疗服务。

(2) 患者有参与医疗护理过程的权利;在麻醉、手术、输血或使用血液制品及进行其他高风险的治疗前,患者有知情同意的权利;患者有权参与疼痛评估及处理。

(3) 患者有权接受或拒绝治疗及征询第二意见,并对拒绝治疗所造成的后果有知情权。

(4) 患者有隐私权,我们对患者的相关信息会采取保密措施。

(5) 患者有权受到对个人价值观及宗教信仰的尊重。

(6) 患者有权了解器官移植及器官捐献方面的相关信息。

(7) 患者有权得到有关医疗费用的解释和说明。

(8) 患者有投诉权。患者如果对我院的服务有意见和建议,可以拨打客户服务电话:上班时间,可拨打6×××××××;非上班时间,可拨打13×××××××××;或把书面材料放入投诉箱。

② 你知道贵院患者的义务吗? 请你简述内容。

答:(1) 尊重医院员工和其他患者的权利。

(2) 提供准确的个人信息,包括身份证和医疗保险证件。

(3) 提供真实、准确、全面的健康信息,及可随时联系的24小时开机的家属的电话号码。

（4）配合主管医生、护士及其他相关医务人员的治疗护理计划，并接受指导。若拒绝治疗或不遵从医嘱，则应履行签字义务，自行承担其后果。

（5）了解自身疾病、治疗、预后及出院后的保健事项；如果不明白或不了解，则应向主管医生询问。

（6）配合医院对实习生和见习生的教学工作，但患者有权拒绝任何与治疗无关的检验、测试等活动。患者的拒绝并不会影响本院医务人员对患者的服务态度及所提供的医疗服务的质量。

（7）爱护医院设施和仪器。

（8）履行付费义务，按医院有关规定交款。

（9）只带住院必需的个人用品和衣服，不带贵重物品。

❸ 患者（或家属）可通过哪些途径知晓权利？

答：患者（或家属）可通过阅读《入院须知》《住院/门诊一般知情同意书》知晓权利，也可通过门诊、病区内"患者权利"上墙公告、医护人员宣教和病情解释等知晓权利。

❹ 医院员工如何体现对患者（或家属）权利的维护？

答：（1）告知患者（或家属）有哪些权利，并签署《入院须知》《一般知情同意书》《24小时内诊疗知情告知同意谈话》，还有各种知情同意书及表单。

（2）执行规范的流程和行为，履行对应的责任。

PFR.1.2   尊重个人价值观和宗教信仰

❶ 如何尊重患者的个人价值观和宗教信仰?

答:(1) 对患者,不分性别、种族、经济、地位、价值观和宗教信仰,均给予同等对待的治疗和服务。

(2) 能识别并尊重患者的特殊宗教信仰、民族习惯,做到不评论、不歧视、不强加,必要时给予积极回应和协助。

(3) 在患者入院时,护士评估患者的特殊宗教信仰、民族习惯。

(4) 对有宗教需求的患者,医院提供宗教/精神支持的宗教人士的名单及联系电话。

(5) 对于有特殊饮食习惯的少数民族患者(或家属),护士主动与营养食堂联系。

(6) 对就医有障碍的残疾人、聋哑人、文盲及老弱患者等,给予积极帮扶或联系事务中心协助,不漠视。

(7) 院办建有语言人力资源库(英语、韩语、日语、方言及手语等)。

PFR.1.3   尊重患者隐私及保密性:对应政策为《患者隐私保护和信息保密制度》

❶ 患者隐私和具体的隐私资料包括哪些?

答:(1) 患者隐私:包括患者不愿意让他人知道的个人信息、私人活动、私有领域、可造成患者精神伤害的疾病、病理生理上的缺陷、有损个人名誉的疾病、身体隐蔽部位的疾病及患者不愿让他人知道的隐情等。

（2）患者隐私资料：可以辨识患者的任何信息（如姓名、出生年月日、地址、电话、身份证或护照号码、病历、患者外观特征、足以识别患者的资讯及衍生资料等）。

❷ 员工如何维护患者的隐私权？

答：（1）在门诊就诊时，实行一室一患，即一个诊室一次只允许一个患者（或陪同家属）就诊，就诊时关闭诊室门。

（2）在住院患者入院时，护士应询问患者是否有特殊的隐私保护需求，如是否愿意让家属或陪同人员知道其病情，并记录和告知医疗团队成员。但特殊情况另做处理，如意识不清的患者、法定传染病患者等。

（3）医护人员在为患者检查身体或治疗，尤其涉及隐私部位时（如导尿），应用屏风遮挡或拉上围帘。医生在为患者检查隐私部位时，应有第三人在场。

（4）在查房、会诊、病例讨论及交接班时，注意场合和交流方式，防止信息泄露。

（5）病区的患者病历、报告单等应妥善保存在指定位置，无关人员不得查阅，确保不泄露和丢失。

（6）在转运患者时，不能将患者身体隐私部位暴露，病历和报告单等要妥善收起。

（7）医务人员不能在公共场合（如走廊、电梯）谈论患者的疾病信息。

（8）在书写或查阅电子病历中，当需要离开时，应及时退出病历界面。

（9）在为患者录音、拍照、采访或访谈时，要口头告知和征得患者的同意。

（10）患者病历资料的保护按《医疗机构病历管理规范》执行。

（11）使用碎纸机或统一销毁方式处理有患者基本信息的书面作废材料。

PFR.1.4 保护患者财产安全：对应政策为《患者财务代管制度》

❶ 如何维护患者（或家属）的财物免于失窃或丢失？[参见《JCI医院评审标准》(第5版)FMS.4.1]

答：（1）在入院时，告知患者勿将非必需的贵重物品及私人财物等带入病区。

（2）设置柜子让患者或家属存放私人物品。

（3）病房、急诊科的储物柜均可保管患者财物。

❷ 患者的财物若无法自行保管，医院可否代为保管？

答：可以。经各种渠道来院就医，经医生诊断其自我照顾能力受限且住院期间无亲属照料的患者，医院可代为保管该患者的财物。

PFR.1.5 保护患者人身安全：对应政策为《暴力事件应急预案》

❶ 患者若在医院遭到人身攻击，有何应对措施？

答：（1）若发生暴力事件，应立即拨打监控中心电话，并报院内医护行政主管（在夜间与假日，通报行政总值班）。

（2）监控中心在接到电话后，应立即拨打"110"请求支援,同时通知就近保安并全院广播"××地点＋红色"
3次。值勤保安应在5分钟内集结至事发地点,并携带
好防暴装备,保护员工及患者。

(3) 保安在制止暴力事件事态发展的同时,优先保护
现场患者与员工的人身安全。

(4) 保卫科在接到通知后,立即对现场患者与员工进
行心理安抚,并由本院护理人员评估暴力事件对心理
层面的影响;在后续辅导部分,院办和保卫科应针对受
暴的患者进行社会心理评估,联系相关辅导资源,并尽
快对患者进行心理辅导,使患者早日平复。

(5) 当患者与员工因暴力事件受到伤害时,立即开启绿
色通道进行救治。

PFR.2　支持患者及家属参与医疗过程:对应政策为《病情告知制度》

❶ 员工如何维护患者(或家属)的医疗参与决策权?

答:(1) 医务人员在能力所及范围内主动对患者或家属所
要求的服务或病情询问做出合理的反应或解释,不得
推诿和回避。

(2) 在患者入院24小时内,向其告知病情和签署
《24小时内诊疗知情告知同意谈话》,并存放入病历;当
患者病情发生重大变化时,应重新向患者(或家属)告
知病情与治疗计划。

(3) 医务人员为患者(或家属)寻求院内或院外的专家

意见(第二意见)提供便利,医院不会因此影响对患者的治疗。

PFR.2.1 医患沟通及PFR.5.1—PFR.5.4知情同意:对应政策为《病情告知制度》《患者知情同意》

❶ 患者如何知晓其医疗和治疗的所有方面?

答:(1)初次就诊患者、住院患者须签署《一般知情同意书》,并且该知情同意书将被放入病历。

(2)须征得患者(或家属)书面知情同意的情形为在手术、麻醉、深度镇静、使用血液和血液制品以及其他高风险的治疗和操作前,及拒绝或放弃治疗和其他规定的情形。

❷ 书面知情同意必须包含的内容有哪些?

答:(1)患者的疾病诊断(目前的病情及可能的变化)。

(2)治疗方案(手术名称、方法等)。

(3)治疗的优缺点。

(4)替代治疗方法(必要时告知其他可供选择的医院)。

(5)预期效果(治疗效果及治愈的可能性)。

(6)预后的可能问题(含并发症或意外)。

(7)拒绝或放弃治疗的可能后果。

(8)责任医生姓名。

❸ 正确的告知者有哪些人?

答:正确的告知者为我院具有执业资格的住院医师及以上医师,且接受过培训,严禁实习生告知。

❹ 如何选择正确的告知对象?

答:(1) 若患者具有完全民事行为能力,且在不违反保护性医疗制度的前提下,应将告知内容告知患者,征得患者本人同意并履行书面签字手续。

(2) 当无法取得患者意见时(如患者为不能完全行使民事行为能力的昏迷患者、痴呆患者、未成年人及残疾人等),应当取得其家属或者关系人(按照患者配偶、父母、成年子女、其他近亲属的先后次序,依次优先担任)同意并签字。

(3) 当不适宜征求患者意见时(如患者虽具有完全民事行为能力,但如实告知可能造成患者不安,进而影响诊疗工作),可由其家属或者关系人代为行使知情同意权。

(4) 当无法取得患者意见又无家属或者关系人在场,或者遇到其他特殊情况(如抢救)时,经治医生应当提出医疗处置方案,报医院行政总值班或医务科批准后实施。

❺ 如何执行正确的告知流程?

答:(1) 审查:知情同意书中是否包含必要的8个声明及需告知的重要内容。

(2) 核准:患者身份,或家属或其授权委托人身份(授权委托书)。

(3) 告知:在征得患者、家属或其授权委托人同意之前,就相关检查或操作手术向患者、家属或其授权委托人做简短描述,注意使用患者、家属或其授权委托人能理解的语言和方式;不要诱导或影响患者、家属或其授权委托人同意的过程。

（4）签署：双方签署知情同意书（医生签字时间须早于患者签字时间，给予患者、家属或其授权委托人一定时间来思考和咨询），并将该知情同意书放入病历。

（5）执行：实施（或放弃）知情同意书告知的检查或操作与手术。

（6）记录：病程记录中说明。

PFR.2.2　患者拒绝治疗：对应政策为《尊重家属或其授权委托人放弃心肺复苏或生命支持治疗的规定》

❶ DNR（拒绝心肺复苏）签署的程序为何？

答：（1）在抢救危重患者时，若其家属或授权委托人提出放弃心肺复苏或生命支持治疗，主诊医生要及时向上级医师或科主任报告。

（2）在其家属或授权委托人提出放弃心肺复苏或生命支持治疗时，主诊医生要告知其家属或授权委托人行使该决定后可能出现的后果及所要承担的责任，让其家属或授权委托人反复考虑。

（3）在其家属或授权委托人做出放弃给予患者心肺复苏或生命支持治疗的决定后，需要其家属或授权委托人在《病危病重告知书》中"不实行心肺复苏"项签字，并签署《患者/家属拒绝或放弃治疗/检查知情同意书》。他们也有权利随时改变放弃治疗的决定并签字确认。家属要将放弃治疗的决定或更改的决定及时告知医生，其家属或授权

委托人需再次在《病危病重告知书》中"实行心肺复苏"项
签字。

(4) 医院尊重其家属或授权委托人放弃治疗的最后决
定,在得到其家属或授权委托人的签字后,主管医生按
照《放弃抢救流程》办理患者自动出院手续,并将过程
及实施情况记录在病历中。

❷ 员工如何维护患者(或家属)拒绝或放弃医学治疗的权利?

答:(1) 面对患者(或家属)拒绝或放弃医学治疗的要求,
员工保持中立立场。

(2) 向患者及其家属做好解释工作,告知患者及其家
属拒绝或放弃医学治疗可能产生的后果、应承担的责
任及其他可供选择的治疗方案。

(3) 患者(或家属)签署《患者/家属拒绝或放弃治疗/检
查知情同意书》,并将该知情同意书放入病历。

(4) 明显违背法律或伦理的,应告知不得拒绝或放弃
医学治疗,并上报医务科,如法定传染病患者等。

PFR.3 投诉和纠纷的处理:对应政策为《患者抱怨的应对》

❶ 员工如何维护患者(或家属)的投诉权?

答:(1) 面对患者(或家属)的抱怨、投诉,员工应积极解
释,不回避、不推诿。

(2) 告知患者(或家属)处理抱怨与投诉的流程,或转
介对应部门。

(3) 投诉渠道有投诉电话、意见箱、现场投诉及信函

投诉。

（4）承担医院投诉的管理部门为投诉办。投诉办接听投诉后,要核实相关信息,并填写《投诉登记表》和《投诉处理登记表》。

a）登记受理后,一般于7个工作日内给予回复。

b）投诉解决途径有院内协商、第三方参与协商、医患纠纷人民调解委员会(简称医调委)调解、医学会医疗损害技术鉴定及司法诉讼等。

（5）积极配合医院的调查和处理。

PFR.4　要以患者能够理解的方式和语言进行患者权利和义务告知

❶　应使用何种方式告知和解释,让患者可以了解他们应有的权利与义务?

答:（1）制作患者权利宣教单以及患者权利手册。在患者入院后,护士在做入院宣教时,分别以口头及书面形式向患者告知其权利及义务。

（2）在门诊及病区放置患者权利手册,患者可自行获取和阅读。

（3）全院各区域有关于患者权利的公告,患者及员工均可看到。

（4）当沟通无效时,需要以病患能理解的方式告知。

PFR.5　一致同意

❶　医院对一般同意书有何明确的范围?

　　答:患者在首次入院或首次在门诊就诊时,需签署《一般知情同意书》。

PFR.5.1　按照医院定义的流程,由受过培训的医务人员用患者可以理解的方式和语言获得患者的知情同意:对应政策为《患者知情同意》

❶　如何为沟通有困难的患者提供照护信息及协助患者就医?

　　答:(1) 对于语言沟通不畅的患者,医院设立语言人力资源库以提供帮助,做到充分告知。

　　(2) 对于听力障碍患者及视力障碍患者,医院在门诊及病区设立了便民服务箱,可提供老花镜、放大镜及助听器,以帮助患者。

PFR.5.2　在手术、麻醉、输血、使用血液制品以及实施其他高危治疗和操作前,要获得患者的知情同意:对应政策为《患者知情同意》

❶　如何签署患者知情同意书,如何执行正确的告知流程?

　　答:(1) 审查:知情同意书中是否包含必要的8项声明及需告知的重要内容。

　　(2) 核准:患者身份,或其家属或授权委托人身份(授权委托书)。

（3）告知：在征得患者、家属或授权委托人同意之前，就相关检查或操作手术向患者、家属或授权委托人做简短描述，注意使用患者、家属或授权委托人能理解的语言和方式；不要诱导或影响患者、家属或授权委托人同意的过程。

（4）签署：双方签署知情同意书（医生签字时间须早于患者签字时间，给予患者、家属或授权委托人一定的时间思考和咨询），并将该知情同意书放入病历。

（5）执行：实施（或放弃）知情同意书中告知的检查或操作与手术。

PFR.5.3　患者及其家属获得有关疾病、推荐治疗和医务人员的充分信息，以便做出医疗决定：对应政策为《患者知情同意》

❶　患者及其家属如何获得病情及照护信息？

答：患者及其家属可通过《24小时诊疗知情同意告知书》获得病情及照护信息。

PFR.5.4　非患者本人的知情同意：对应政策为《患者知情同意》

❶　是否有授权委托人同意的流程？

答：有。签署《患者授权书》：

（1）可以选择自己作为知情同意书的签署人。

（2）可以通过签署患者授权书的形式，授权特定的授权委托人签署。

❷ 当患者未成年或无法签署知情同意书时，是否有其他替代
方案？

答：有。可以签署《患者知情告知同意书（特殊患者）》：当
患者不具备完全民事行为能力时，应当由其法定代理
人签字；当患者因病无法签字时，应当由其近亲属签
字，没有近亲属的由其关系人签字；为抢救患者，在法
定代理人、近亲属或关系人无法及时签字的情况下，可
由医疗机构负责人或者被授权的负责人签字。

PFR.6.1　医院为器官和组织的获取流程提供监督：对应政策为《人体器官、组织捐赠管理制度》

❶ 如何维护患者（或家属）的器官、组织捐赠权？

答：依照《人体器官、组织捐赠管理制度》：

（1）本院目前没有开展器官、组织移植的资质。

（2）面对提出器官或组织捐赠的人员，保持中立立场，
尊重其选择，绝不鼓动。

（3）提供信息咨询或帮助联系对应部门。可由主管医
生报告医务科，医务科上报至卫计局并与红十字会联
系，由红十字会与患者和（或）其家属接洽。

第四章

患者评估(AOP)

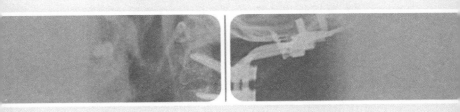

AOP.1　患者评估流程及内容：对应政策为《患者评估制度》

❶　患者评估是一个连续的、动态的过程，涉及许多部门，包括
　　哪三个主要过程？
　　答：（1）收集有关患者生理、心理、社会及既往健康状况的
　　　　信息和资料。
　　　　（2）分析收集的资料和信息，包括实验室和影像学检
　　　　查结果，明确患者的治疗需求。
　　　　（3）制订诊疗计划，以满足患者的实际需求。

❷　门（急）诊患者评估包括哪些内容？
　　答：门（急）诊患者评估包括如下的内容。
　　　　（1）护士对初诊患者评估的内容包括来院方式、基本
　　　　生命体征、身高、体重、心理、社会经济、疼痛评估、跌
　　　　倒评估、营养及康复等情况。
　　　　（2）医生对初诊患者评估的内容包括疼痛评估、跌倒
　　　　评估、营养、康复、主诉、既往史、个人史、过敏史、体格
　　　　检查、辅助检查、初步诊断及诊疗计划等。

❸　复诊患者评估包括哪些内容？
　　答：（1）分诊护士依据各专科需要，进行生命体征监测。
　　　　对心血管内科、神经内科、肾内科及内分泌科患者，每
　　　　次复诊时应测其血压；其他专科根据患者需要或遵医
　　　　嘱。对儿科患者，每次复诊时需测体温；对复诊时间超
　　　　过1个月的2周岁以下儿童，要测量其身高和体重。
　　　　（2）医生对复诊患者的评估包含疼痛评估、跌倒评估、

主诉、现病史、体格检查、疾病诊断及诊疗计划等;复诊时间超过30天的视为初诊。

④ 急诊预检分诊护士及医生评估的内容包括哪些?

答:(1) 急诊预检分诊护士评估的内容包括来院方式、生命体征、疼痛评估、急诊分级、急诊分区及患者是否受虐等。

(2) 急诊医生评估的内容依据患者的需求和病情状况来定。Ⅳ~Ⅴ级患者的评估内容同普通门诊患者。

(3) 如果急诊患者亟须手术,没有时间记录完整的病史和体格检查,则在手术前也要有简短的记录和术前诊断记录。

⑤ 对住院患者需要评估哪些关键内容?

答:(1) 身体、心理、社会及经济状况。

(2) 营养筛查以及筛查后所需要的营养评估(参见AOP.1.4)。

(3) 康复功能筛查以及筛查后所需要的功能评估(参见AOP.1.4)。

(4) 疼痛评估、跌倒评估(参见AOP.1.4和AOP1.5)。

(5) 过去史和现病史。

(6) 诊断性检查结果。

(7) 转科和出院计划的需求。

(8) 特殊人群个性化评估(参见AOP.1.6)。

(9) 术前评估,术前麻醉评估;患者在出、入麻醉复苏室前的评估等。

AOP.1.1　初始评估：对应政策为《患者评估制度》

❶ 进行完整门(急)诊和住院初始评估的目的是什么？

　　答：进行完整门(急)诊和住院初始评估的目的是，通过初始评估，确定患者的需求，为患者选择最佳治疗场所，了解患者对先前治疗的任何反应，形成初步诊断，确认后续照护计划。照护计划的内容包括需要治疗和监测的主要内容以及照护目标等。

AOP.1.2　住院患者初始评估：对应政策为《患者评估制度》

❶ 新患者入院后，应在多久内完成初始评估？初始评估的内容有哪些？

　　答：(1) 新患者入院后，《首次病程记录》须在 8 小时内完成，《入院记录》在 24 小时内完成，《入院护理评估》在 24 小时内完成。

　　(2) 住院初始评估的内容包括生理、心理、社会、经济、身体检查和健康史、宗教信仰、疼痛、营养、功能康复及跌倒/坠床风险等，对特定人群进行个体化的初始评估，并考虑到患者的某些需求，如出院计划及其他会诊的需求。

AOP.1.2.1　急诊患者初始评估：对应政策为《患者评估制度》

❶ 对急诊患者的初始评估有何要求？

　　答：对急诊患者的医疗及护理评估应以患者的需求和身体

状况为基础,对于需要进行紧急手术的急诊患者应记录简短的说明和术前诊断结果。

AOP.1.3　患者初始评估时效性:对应政策为《重新评估制度》

❶ 初始评估资料的可用期限为多久?

答:初始评估资料30天内可用。如果患者在作为住院患者入院接受治疗之前,已经在其他场所进行过初步医疗评估,则必须是过去30天内完成的评估方为有效。如果在作为住院患者入院时,其医疗评估已超过30天,则必须更新患者病史并重新进行身体检查。对于入院前执行和记录时间不足30天的医疗评估,则自评估以来患者病情的任何重大变化都应在入院时进行记录说明。如果评估是部分或全部在医院外完成的,则应根据外部评估和入院间隔的时间、结果的关键性质、患者的复杂性、计划护理和治疗等情况,在患者入院时审查和(或)核实评估结果。例如,审查确认诊断和任何计划程序或治疗的明确性;审查手术所需的影像学检查;了解患者身体状况的任何改变,如血糖控制;同时,审查还可确认任何可能需要再次进行的实验室检查。

AOP.1.3.1　术前评估:对应政策为《重新评估制度》

❶ 术前评估要在什么时候完成记录? 评估内容包括哪些?

答:术前评估应在麻醉或手术治疗前24小时内完成记录。术前评估内容包括患者的医疗、身体、心理和精神/文化需求、出院计划等。在进行麻醉或手术前,应将医疗评估、任何辅助检查结果以及患者出院后潜在的需求都记录在病历中。

AOP.1.4　患者营养、功能筛查评估:对应政策为《临床营养治疗管理制度》

❶ 进行营养评估和成人功能性评估的方法是什么？由谁规划筛查工具？

答:(1) 确定具有营养或功能需求的患者的最有效方法是通过标准工具来筛查。

(2) 本院营养筛查工具由营养科设计,功能评估工具由康复科设计,之后与护理部讨论确认内容,并由相关护理人员执行初步筛查和教育。

❷ 营养、功能康复筛查和评估的流程如何？

答:(1) 营养评估由护士进行初步筛查。若筛查结果有异常,则由护士告知主管医生,主管医生对有营养治疗适应证的患者开营养会诊单。营养师在接到会诊单后48小时内对患者进行进一步评估,将评估结果记录在营养访视单内。主管医生及时将营养访视结果记录在病历中。

(2) 功能性评估由护士执行。若成人 Barthel 评估结果≤60分,则由护士告知主管医生,主管医生结合患者病情开具康复科会诊单,通知康复科(儿科患者功能评估由医生依据患者病情需要,请康复科医生会诊)。康复科医生在接到会诊申请后48小时内对患者进行进一步评估,将评估结果记录在康复科访视单内。主管医生及时将康复科访视结果记录在病历中。

AOP.1.5 疼痛筛查评估:对应政策为《疼痛管理制度》

❶ 贵院的疼痛筛查机制是怎样的?

答:(1) 对所有住院患者和门诊患者进行疼痛筛查,当筛查结果为有疼痛时进行进一步评估。在筛查中,可能用到的问题示例包括"你现在是否有疼痛感?""疼痛是否让你彻夜难眠?""疼痛是否使你无法参加各种活动?""你是否每天都感觉到疼痛?"。如果对这些问题的回答都是肯定的,则表明需要对患者的疼痛进行更深入的评估。

(2) 患者在门(急)诊确定疼痛时,医生应尽快给予更彻底的评估和治疗,如受医疗条件所限,建议患者转院接受进一步的评估和治疗。

(3) 如果疼痛患者为本院的住院患者,则应在确认疼痛后尽快进行1次更加全面的评估。该评估应适合患者的年龄,衡量疼痛的强度和性质,如疼痛的特征、频率、位置和持续时间。对强烈或慢性疼痛患者(特殊族群评估)的评估信息还应该包括疼痛史、疼痛缓解或加剧的原因以及患者的疼痛缓解目标等(护士将评估结果记录在《强烈或慢性疼痛患者评估及护理单》内,医生将评估结果记录在病程录内)。详见本院的《疼痛管理制度》。

AOP.1.6 特殊群体患者个性化评估:对应政策为《患者评估制度》

① 特殊群体患者个性化评估的主要内容有哪些?

答:(1) 对儿童的评估:①发育、成长状况评估,包括身高、体重、语言及社会性;②入学状况预防注射记录。

(2) 对青少年的评估:①性征发育;②性格特点;③情绪特点;④入学情况。

(3) 对年老体弱者的评估:①是否反复住院、长期服用药物及有慢性疼痛;②认知功能、定向力;③咀嚼功能、视力及听觉;④家庭、社会支持。

(4) 对临终患者的评估:①身体症状评估;②加重或缓解身体不适的因素;③当前处置的效果;④患者及家属的心理问题;⑤患者及家属的精神需要。

(5) 对疑似药品或酒精依赖患者的评估:①依赖物;②起始时间;③获取途径;④戒断症状,性格改变;⑤家庭因素。

(6) 对易受虐或疏忽患者的评估:①受伤部位;②伤口性质;③异常情况;④情绪状态;⑤是否需要心理指导。

(7) 对免疫力低下患者的评估:①体重;②免疫力低下的症状;③感染情况。

(8) 对化疗患者的评估:①体重;②静脉通路;③既往化疗情况;④不良反应;⑤心理状态。

(9) 对终止妊娠患者的评估:①孕周;②早孕反应;③阴道出血情况;④终止妊娠原因;⑤计划终止妊娠方式。

（10）对传染病患者的评估：①传染病类型；②传播途径；③聚集性；④疫源接触史；⑤体温、症状；⑥心理状态。

（11）对慢性或强烈性疼痛患者的评估：①疼痛性质、部位、频率；②入院前疼痛情况；③入院前止痛药使用情况；④止痛药不良反应；⑤疼痛对活动的影响。

（12）对产科患者的评估：①月经史；②产科史；③生育史。

（13）对情绪或精神紊乱患者的评估：①睡眠状况；②精神状态（配合、平静、生气、焦虑、紧张、恐惧、悲伤或有自杀自残倾向等）；③家庭支持系统。

AOP.1.7　对临终患者的评估：对应政策为《临终关怀制度》

❶ 贵院有规范临终患者及其家属的个性化需要，如何对其进行评估和再评估？

答：临终关怀是指在生命的最后时刻，给予患者最温暖的照顾。对于这些临终患者的评估和再评估需要进行个别处理，以满足患者及其家属的需要。应该根据患者身体状况，评估和再评估以下内容。

（1）与疾病过程或治疗有关的症状，如恶心、呼吸困难等。

（2）减轻或加剧身体症状的因素。

（3）当前症状管理和患者的反应。

（4）患者及其家属的精神导向，相应地，与宗教团体的任何关联。

（5）患者及其家属的精神顾虑或需要,如绝望、痛苦、内疚和宽恕。

（6）患者及其家属的心理状态,如家庭关系、家庭环境是否适合进行治疗、应对机制和患者及其家属对疾病的反应。

（7）患者、家属或其他看护人员对支持或姑息治疗的需要。

（8）对替代场所或治疗水平的需要。

（9）存活者的风险因素,如家属应对机制和对病理性悲伤反应的可能性。医疗组这些评估结果将用于指导所提供的治疗和服务,以帮助患者及其家属有效面对善终过程。详见《临终关怀制度》。

AOP.1.8 出院计划评估

❶ 贵院如何规范出院准备评估和计划?

答:在患者入院时,护理人员进行出院准备评估后,与医生讨论,由医生书写出院准备计划,确立明确目标;之后,护理人员每日进行出院准备评估,并与医生讨论评估结果。由于出院安排可能要花费一些时间,因此在患者入院后就启动出院准备评估流程和计划流程。出院计划包括患者出院后医疗需求、家庭支持系统、资源需求和特殊教育需求。

AOP.2 对患者进行重新评估:对应政策为《重新评估制度》

❶ 再次医疗评估的要求是什么?

答：(1) 医生的重新评估是持续患者治疗的一部分。医生
应至少每天（包括周末）对急性期患者进行评估，以及
当患者身体状况出现重大变化时对其进行评估。

(2) 内容应包括但不限于：患者的生命体征及变化；患
者身体功能的变化；体格检查新的阳性发现或体征的
变化；疾病发展的趋势；辅助检查的结果、分析及处理；
治疗措施的修正；准备实施的重要治疗措施、检查。

AOP.3 对患者评估人员的资质要求：对应政策为《患者评估与再评估资格认证制度》

❶ 医院如何规范评估人员的资格？

答：(1) 各类执行患者检查的专业人员应为符合法律规范
的合格人员，或具备专业执照者，经医院授权方能执行。

(2) 资格及执照认定如下。

a）医生：依《中华人民共和国执业医师法》规定。

b）护理人员：依《护士条例》规定；急诊检伤人员都须由
有3年以上的护理工作经验、1年以上急诊工作经验的护
士担任，且在经课程教育及资深护理人员训练后执行。

c）实习医生：在执业医师指导下。

d）营养师：经过临床营养专业知识培训的临床医护
人员。

e）药师：取得药学专业技术职称。

f）检验人员：取得检验专业技术职称。

g）放射人员：取得放射技术资格证书。

AOP.4 评估信息的整合

❶ 综合评估数据的目的是什么?

答:通过整合评估,确认患者最重要的诊疗计划,由负责为患者提供诊疗服务的医疗、护理及其他医务人员共同分析、整合患者评估,并优先考虑患者最紧急/重要的治疗需求。

患者可能在医院内外许多不同的部门和服务机构做过各种类型的评估。因此,病历记录中可能包含各种信息、检查结果和其他数据[参见《JCI医院评审标准》(第5版)AOP.1.3]。当负责患者的医务人员共同分析评估结果,并将该信息结合到对患者综合身体状况的评估中时,患者才能获得最大益处。通过这样的合作,可以确定患者的需求,建立重要性顺序并做出治疗决定。此时,整合评估结果有利于协调治疗工作[参见《JCI医院评审标准》(第5版)AOP.1.2、AOP.1.2.1和COP.2]。当患者病情不复杂时,合作工作的流程也会很简单、随意。对于病情复杂或诊断不明确的患者,可能需要进行会诊、病例讨论等。必要时,患者、家属和其他代表患者做决定的人员需要参与医疗决策过程。

AOP.5.1 临床实验室服务:对应政策为《临床实验室组织管理制度》

❶ 在进行POCT(实时检验)中,检验科以外的床旁检验设备由

哪个科室管理?

答:由检验科管理。

❷ POCT采取哪些质量保证措施?

答:(1) 每天在测定患者标本前,应先测定质控品。

(2) 每半年对快速血糖仪做1次室间比对。

AOP.5.2　临床实验室员工管理:对应政策为《临床实验室组织管理制度》及《临床危急值管理制度》

❶ 执行床边检验的人员是否经过合适的教育训练?

答:所有执行床边检验的人员均经过培训考核。

❷ 在使用POCT血糖仪方面,你们是如何进行培训的?

答:由检验科对有血糖仪的各科室的护士长进行培训,各科室护士长对科室内血糖仪操作人员进行培训,考核合格后由医务科统一颁发合格证。

❸ 血糖的危急值是多少?

答:血糖的危急值是血糖值<2.20mmol/L 或>30mmol/L,新生儿血糖值<1.7mmol/L。

❹ 血糖仪的检测范围是多少?

答:血糖仪的检测范围是 1.1~33.3mmol/L。当血糖值<1.1mmol/L 或>33.3mmol/L 时,请重新抽血送检验科复查。

❺ 床边项目的危急值如何报告?

答:(1) 当床边检测项目血糖和血气分析(科室护士执行

检测)产生危急值结果(参照检验科危急值项目设置)时,由护士核查确认后马上报告医生并在护理记录单及危急值登记本上做好相关记录。

(2) 当麻醉科床边检测项目血糖和血气分析(麻醉科医生执行检测)产生危急值结果(参照检验科危急值项目设置)时,由麻醉科医生核查确认后马上进行处置,并在麻醉记录单及危急值登记本上做好相关记录。

AOP.5.3 临床实验室安全管理:对应政策为《实验室安全管理制度》

❶ 实验室需多久向医院质量安全管理委员会报告实验室安全有关的事件?

答:至少每年需报告1次。

AOP.5.5 临床实验室仪器设备管理:对应政策为《检验科仪器管理制度》

❶ 实验室设备及医学仪器被选择及准入的程序为何?

答:由科室提出设备的申购,并到设备科填写《医疗设备仪器购置申请表》;由医学装备部汇总后,交医学装备管理委员会讨论通过;经院领导批准后执行。

AOP.5.6 临床实验室试剂管理:对应政策为《检验科试剂与校准品管理制度》

❶ 实验室试剂管理程序有哪些?

答：(1) 实验室有所有使用试剂的清单。

(2) 试剂接收人员需进行试剂验收，验收包括确认试剂传送温度(如冷藏室或箱子内冰块是否完全融化)、试剂包装是否完整、试剂的数量和名称是否与清单上的一致等。

(3) 应依照制造商建议或试剂说明书，来储存、配制及使用试剂。

(4) 所有试剂及溶液皆有完整且正确的标示，标示内容包含品名、试剂内容及有效期限等。

AOP.5.7 临床实验室标本管理：对应政策为《检验标本管理制度》

❶ 标本管理制度包含哪些内容？
答：标本管理制度包含标本的采集、运送、接收及保存等。

❷ 标本能否让家属转运至检验科？
答：不能。

AOP.6 放射和诊断影像服务：对应政策为《放射质量和安全计划》

AOP.6.1 具有合格资质和经验的人员负责管理放射和诊断影像服务：对应政策为《放射影像诊断和技术服务管理制度》

❶ 是否对放射科检查工作人员进行适当的教育训练？

答:(1) 从事放射工作的员工皆需按照国家规定取得放射工作人员证,定期参加辐射安全和防护培训,并取得合格证。

(2) 大型医疗设备操作人员在取得相应的大型医疗设备上岗证后才能操作大型医疗设备,或无上岗证人员在有上岗证人员的指导下也可操作大型医疗设备。

AOP.6.3 拥有并遵循放射安全项目,并进行相应记录,维护设施管理和感染控制项目的合规性:对应政策为《放射科辐射防护管理制度》

❶ 如何加强对放射检查患者的防护?

答:(1) 告知警示:在放射检查区域张贴放射危害告知警示牌,同时对患者及其家属进行宣教。

(2) 缩小照射野:在不影响诊断的前提下,尽量采用高电压、低电流和小照射野。缩小照射野不仅减少了直接受照射的器官和组织,邻近器官所受散射线的照射也相应减少了。同时,缩小照射野可减少散射线,对提高影像的对比度也有很大的好处。

(3) 缩短透视时间:在用透视法进行放射诊断时,受检查剂量大于同类诊断的直接摄片法。但目前有些放射诊断造影不得不使用透视法。为了尽可能地缩短透视时间,术前应对受检者的病情有充分的了解,做到有的放矢。在不影响操作的前提下,尽量用低剂量透视。

(4) 使用受检者防护用品:屏蔽对辐射灵敏的器官(如

性腺、眼晶状体、乳腺和甲状腺)。对育龄期妇女的腹部及婴幼儿的 X 线检查必须严格掌握适应证。对妊娠期妇女,特别是妊娠 12 周以内的妇女,非特殊需要,不得进行下腹部 X 线检查。

(5) 注意摄影条件和体位的选择:尽量选择最佳的工作条件,在不影响摄影质量的前提下,尽可能采用高电压、低电流。摄影时,尽量使非受检的重要器官远离照射野。如照射手部时,受检者不要面对 X 线球管,球管焦点至人体表面的距离不得少于 30cm。

(6) 正确使用附加滤过:无论对于摄影还是透视,正确使用附加滤过均是降低受检者剂量的重要方法。工作人员必须熟悉这些与防护有关的设施,并能正确使用。

② 放射安全事件如何上报?

答:事件发生后的上报流程:当班人员关闭机器,停止工作→报告科主任→报告防保科、总值班及分管院长→报告院长→报告上级机构(环保、卫生行政部门)等。

若有安全事件发生,应该每年向放射安全委员会做年度报告。

③ 减少辐射暴露风险的特定程序和(或)设施有哪些?

答:减少辐射暴露风险的特定程序及设施有铅衣、三角巾、盖巾、铅围脖、铅手套、铅帽及铅眼镜。

④ 辐射剂量如何监控?

答:放射工作人员上班时必须佩戴个人剂量监测仪。

❺ 放射科的感染控制要求有哪些?

答:(1) 凡要进行胃肠道检查而需口服药物的患者,应使用一次性口杯,做到一人一杯,用后统一销毁处理。

(2) 凡要进行钡灌肠等检查的患者,应使用一次性引流管,使用后统一销毁处理。

(3) 对传染病患者,应按传染病消毒隔离措施进行,并消毒被污染的环境。

AOP.6.4　根据医院规定,技师提供放射和诊断影像研究结果:对应政策为《放射科检查结果报告时间》

❶ 放射诊断报告的检查报告时间为何时?

答:(1) 急诊检查(包括常规X线和CT检查,除多部位检查和重建图像外)在30分钟内出具报告。

(2) 普通检查(常规X线摄片)在2小时内出具报告。

(3) CT、MRI及造影检查在24小时内出具报告。

(4) 疑难讨论病例的报告时间顺延。

(5) 对住院患者的检查于第2天统一读片后发报告,并送至病房。

❷ 危急值的通报方式是什么?

答:暂时使用电话报告方式,具体流程参见本院《危急值报告制度》。

AOP.6.5 对用于放射和诊断影像研究的所有设备和医疗技术都应进行定期检查、维护和校准，并保留这些活动的相应的记录：对应政策为《放射科设备管理制度》

❶ 如何对放射设备进行使用、维护及维修的管理？

答：（1）使用：遵守设备操作规程。

（2）维护：实行三级维护制度。即放射科实行专人负责制，进行日常初级维护；医学装备部定期进行预防性维护；厂家定期进行预防性维护。

（3）维修：向医学装备部提交维修申请，医学装备部联系相关技术人员进行处理。

AOP.6.7 拥有并遵循质量控制程序，并做好相应记录：对应政策为《放射科医疗质量管理持续改进制度》

❶ 如何进行放射诊断质量控制？

答：（1）成立放射质量安全管理小组，监督质量控制程序的执行，组成人员职责分工明确。

（2）监测放射诊断质控指标。危急值通报率≥95%。MRI和增强CT检测患者和部位查核确认的遵从率≥95%。将住院患者转送至放射科交班的遵从率≥95%。放射诊断与手术、病理或出院随访记录的符合率≥92%。大型设备CT、MRI检查的阳性率≥60%。X线、CT和MRI的图像优良率≥80%，CR、DR的图像优良率≥90%。

（3）定期召开放射质量控制及安全小组会议,针对发现的问题进行分析、讨论,及时纠正结果,提出整改措施,修订相关程序,并有书面会议记录。

第五章

患者治疗（COP）

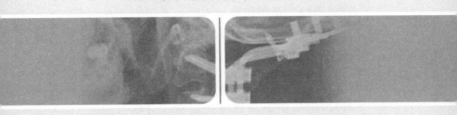

COP.1 为患者提供一致性医疗服务：对应政策为《一致性医疗服务制度》

❶ 一致性医疗服务反映在哪些方面？

答：（1）就医可及性和治疗护理的适宜性不取决于患者的支付能力或支付来源（医院有《一致性医疗服务制度》和《急诊绿色通道管理规程》）。

（2）在每周、每日、每时刻都能获得具有资质的医务人员的适宜医疗服务（没有假日门诊，病房24小时有合格的医生值班）。

（3）根据病情急重程度决定资源分配，以满足患者需要，例如急诊绿色通道、危重患者多科会诊。

（4）在全院范围内为患者提供同等水平的服务（例如在全院范围内提供的麻醉、镇静的服务质量必须是相同的，医院有《麻醉前病情评估制度》）。

（5）在全院范围内，有相同护理需要的患者能得到相同的护理服务（医院有《分级护理制度》）。

（6）对常见疾病有统一的临床指南、路径及标准操作规范，以指导为每个患者提供的治疗服务（相应公告在医院内网医务科版块）。

COP.2 医疗服务的整合和协调

❶ 住院患者的诊疗计划怎么制订，包括哪些内容？

答：住院患者的诊疗计划由医疗团队（包括医生、护士、营养、康复及药剂等方面的人员)与患者及其家属共同制定。诊疗计划包括诊断、治疗、护理、目标、健康教育及出院计划等(参阅病程记录中共同照护记录)。

COP.2.1 诊疗计划的制订

❶ 医院怎样为患者制订个体化的诊疗计划?

答:诊疗计划经各方协同制订,根据初始评估数据(包括检验检查结果),以及医生、护士和其他医务人员通过定期重新评估得出的数据,来确定治疗方案、程序、护理和其他治疗措施并安排先后顺序,以满足患者需求。

COP.2.2 医嘱开具管理:对应政策为《医嘱管理制度》

❶ 如何下达口头医嘱?

答:关于医嘱的正确下达,本院制定了《医嘱管理制度》,可按制度执行。该制度规范了开具医嘱的资格和医嘱开具的内容与方式。

(1) 口头医嘱的允许使用范围:急救时和手术时。

(2) 口头医嘱的核对程序具体要求:IPSG2口头医嘱。

a) 在医生下达口头医嘱时,接听护士复读并记录口头医嘱内容,经下达医生确认无误后方可执行。

b) 在执行口头医嘱时,需双人核对。

c) 在执行口头医嘱后,即刻补记执行时间及内容,并签名确认。

d) 在抢救结束后,医生必须即刻补记医嘱(在医嘱单上注明下医嘱的时间并签全名)。

e)在执行口头医嘱中的注射医嘱时,保存液体瓶、安瓿,以便在核对口头医嘱时使用。

f)护士不执行医生下达的电话医嘱。

g)特殊需求:医生在下达口头医嘱时,需清晰下达药品名称、剂量及用途;执行护士也应清晰地回读药品名称、剂量及用途给下达口头医嘱的医生。

❷ 规定必须记入病历的治疗有哪些?

答:规定必须记入病历的治疗包括以下几个方面。

(1)实验室检查、给药、特定护理、营养治疗和康复治疗等。

(2)各种内镜检查、CT及MRI检查结果需在病程记录中按特殊检查记录格式记录,包括项目、适应证、结果及治疗计划。

COP.3 高风险患者管理:对应政策为《高风险患者与高风险服务制度》

❶ 贵院界定的高风险患者的照护重点有哪些?

答:(1)对昏迷、使用维持生命系统的患者的诊治参照本院《昏迷/生命支持患者的管理制度》。重点:根据《昏迷/生命支持患者的管理制度》执行对昏迷患者的照护和呼吸机使用护理。

(2)对传染病患者的诊治参照本院《院内传染病管理制度》,同《JCI医院评审标准》(第5版)PCI.8。

（3）对化疗免疫功能不全患者的诊治参照本院《免疫功能不全患者管理制度》，同《JCI医院评审标准》（第5版）PCI.8。重点：根据《免疫功能不全患者管理制度》，将相关患者根据病情采取病区单间隔离或床边保护性隔离。

（4）对透析患者的诊治参照本院《透析患者管理制度》。

（5）对受虐小儿及被疏忽患者的诊治参照本院《易受虐待及疏忽患者管理制度》。重点：专业人员评估及通报，即由专业人员进行评估，如经确认或怀疑可能为小儿受虐或被疏忽患者的个案，则须按规定于24小时内电话、书面报告医务科，由医务科再通知保卫科，报告公安等相关部门，并进行后续关怀。

（6）对虚弱老年患者的照护参照本院《虚弱老年患者评估制度》。重点：对全院75岁以上老年人，应在利用老年人特殊评估单进行评估后，根据其身体功能进行照护。

（7）对化学治疗患者的照护参照本院《化学治疗患者管理制度》。重点：各病区开化疗处方的医生和执行给药的护士均应经过统一培训。

（8）对高危药品使用患者的照护参照本院《高警讯药品管理制度》，同《JCI医院评审标准》（第5版）MMU。重点：根据政策执行高危险药品的给予和给予后的观察。

（9）对导管感染高危患者的照护参照本院《降低及预

防感染的重点计划》,同《JCI医院评审标准》(第5版)PCI.6。重点:ICU根据三管照护重点执行照护和监测。

(10)对压疮高危患者的照护参照本院《住院患者压疮防范管理制度》。重点:各病区根据压疮照护重点进行风险评估、预防和伤口处置等。

(11)对深静脉血栓形成高危患者的照护参照本院《预防静脉血栓管理制度》。重点:ICU根据制度执行照护和监测。

(12)对急诊患者的诊治参照本院《急诊服务制度》,同《JCI医院评审标准》(第5版)ACC.2。重点:根据急诊患者照护制度执行检伤评估和分级照护。

(13)对约束患者的照护参照本院《约束具使用管理制度》。重点:负责治疗患者的医生决定并开具临时医嘱执行约束。在约束前,应告知患者及其家属关于约束的相关权利,并与其签署《约束具使用知情同意书》。在约束后,随时评估是否解除约束,约束后半小时评估1次,之后每小时评估1次并记录,每2小时给予松绑,放松时间为10～15分钟。患者和其家属要能知道约束的理由及终止约束的行为标准(例如患者能保证安全的能力、对环境的定向感清楚及能停止言语的攻击等)。

COP.3.1 病情早期预警管理:对应政策为《早期预警系统管理制度》

❶ 早期预警系统的启动条件是什么?

答：早期预警系统的启动条件如下。

（1）成人：①患者收缩压＜90mmHg或每小时尿量少于30mL。②患者心率＜45次/分或＞125次/分，并有意识变化或血流动力学不稳定。③患者呼吸频率＜10次/分或＞30次/分，在50%吸氧浓度支持下动脉血氧分压＜60mmHg；或动脉血二氧化碳分压＞45mmHg且血液pH＜7.35；或经心电监护仪显示动脉血氧饱和度＜90%。④患者意识状况急速改变，格拉斯哥昏迷评分（GCS）下降≥3分或癫痫发作。⑤血乳酸浓度≥3mmol/L。⑥输血时见到血尿。

（2）儿童：①血压急性变化：早产儿平均血压＜（早产儿目前周数）mmHg，足月新生儿收缩压＜50mmHg，10岁以下儿童收缩压＜（70＋年龄×2）mmHg，10岁以上儿童收缩压＜90mmHg。②心跳急性变化：1个月龄以内的新生儿心率＜80次/分或＞190次/分，1个月龄以上的婴幼儿及12岁以下儿童的心率＜60次/分或＞160次/分，12岁以上儿童的心率＜60次/分或＞150次/分。③呼吸急性变化：呼吸困难，呼吸暂停并发绀；心率变慢；动脉血氧饱和度＜90%；动脉血二氧化碳分压急性上升（＞55mmHg）。④意识急性变化或GCS＜8分。⑤输血时见到血尿。

（3）除上述条件外，医生或护理人员判定成人和儿童有需要的，可启动早期预警系统；患者家属觉得患者病情有所变化，或患者家属对于目前治疗处置不满意的，也可以启动早期预警系统。

COP.3.2　复苏服务管理:对应政策为《复苏服务管理制度》

❶ 急救团队电话是多少? 如何呼叫急救团队? 急救团队多久内到达,并提供高级生命支持?

答:(1)立即用就近座机电话拨打内线6×××,而后成人患者拨"1",儿童患者拨"2"。

(2)当就近无座机时,可用手机拨打电话65736×××,告知监控室急救对象为成人或儿童,并报告具体位置。

(3)急救团队在5分钟内到达,并提供高级生命支持。

COP.3.3　血液和血液制品管理:对应政策为《临床用血管理制度》

❶ 本院输血制度如何?

答:对血液进行统一管理,以确保受血者的安全。本院输血制度:①从血库或血液储存区获取血液的过程;②患者身份确认;③血液管理;④患者的监测;⑤潜在输血反应的确定和应对。a)我院输血治疗场所仅限于病区、手术室和急诊抢救室,抢救患者输血可在抢救地点进行。b)门诊患者如需输血治疗,则必须到急诊留观室或收住院。

❷ 若患者单次住院期间多次输血,则需要每次都签署知情同意书吗?

答:我院规定单次入院多次输血者签署1次知情同意书即

可。急诊输血要签署输血知情同意书。

❸ 在紧急情况下需输血,但患者无法签字也没有授权人的情况下,如何处理?

答:对无家属签字的无自主意识患者的紧急输血:在正常上班时间,报医务科或分管院长同意并签字;在非正常上班时间,报行政总值班同意并签字,记入病历。

❹ 在输血前需要做什么检查?

(1) 择期用血必须在输血前进行血型、血常规、乙肝病毒血清标志物检测、艾滋病、梅毒、丙肝及转氨酶等相关项目血清学检查。

(2) 急诊用血必须在输血前采集送检血型、血常规、乙肝病毒血清标志物检测、艾滋病、梅毒、丙肝及转氨酶等相关项目血液标本,并在《临床输血申请单》上选择"已采血"。

COP.4/5　营养治疗管理:对应政策为《临床营养治疗管理制度》

❶ 营养流程如何?

答:(1) 门诊患者营养流程:由门诊医生确认是否需要请营养科会诊,营养门诊进行相关宣教(留下健康教育记录单)。

(2) 住院患者营养流程:由护士进行初步筛查,筛查结果为异常的,由护士告知主管医生;主管医生为有营养治疗适应证的患者开营养会诊单;营养师在接到会诊单后48小时内对患者做进一步评估,并将评估结果记

录在营养访视单内;主管医生及时将营养访视结果记录
到病历中。

（3）治疗饮食:由主管医生开具治疗饮食医嘱并配送
（根据患者的营养状况及临床治疗需求,为患者提供多
种不同的食物选择以及营养指导);若患者需要自备治
疗饮食,则在医护人员进行治疗饮食宣教（留下PFE记
录单)后由家属执行。

（4）存在营养风险的:新生儿筛查结果<3百分位(儿童
风险筛查≥4分;成人风险筛查≥3分)的,告知主管医生,
由主管医生评估决定是否需要启动营养会诊。

COP.6 疼痛管理:对应政策为《疼痛管理制度》

❶ 贵院疼痛评估的方法有哪些?

答:疼痛评估的原则如下。

（1）患者的主诉:是诊断患者有无疼痛及疼痛程度的
主要依据。

（2）全面评估疼痛:了解疼痛及相关病史,疼痛性质,
疼痛程度,疼痛对生活的影响,患者的治疗史及相关的
化验检查。

（3）动态评估疼痛:评估疼痛的发作、治疗效果及转归。
疼痛评估的方法如下。

（1）对无认知功能障碍的成人患者:运用数字评分法
（NRS)进行疼痛评估。

（2）对有认知功能障碍的成人患者:运用老年痴呆患

者疼痛评估量表(PAINAD)进行疼痛评估。

（3）对儿童(4～16岁)：运用Wong-Banker面部表情量表进行疼痛评估。

（4）对婴幼儿(2个月～7岁)：运用行为法评估量表FLACC进行疼痛评估。

（5）对胎龄为32～60周的新生儿(胎龄＋生后周龄＝60周)：运用新生儿疼痛评估量表(CRIES)进行疼痛评估。

（6）对重症监护患者：运用重症监护患者疼痛观察工具(CPOT)进行疼痛评估。

❷ 完整的疼痛评估记录包括哪些内容？

答：完整的疼痛评估记录包括疼痛强度,疼痛性质,疼痛位置,疼痛起始时间,疼痛持续时间,疼痛加重及缓解因素,疼痛用药的记录,疼痛过去的治疗方式及效果,表达疼痛的方式,疼痛对日常生活、睡眠、食欲、情绪及专注力所造成的影响,意识状态的评估,治疗的目标。

❸ 疼痛评估范围及频率如何？

答：（1）门(急)诊疼痛筛查应在30分钟内完成并记录。

（2）对新入院患者,在入院后4小时内进行首次疼痛筛查,并将评估的结果记录于护理记录单上。

（3）在疼痛筛查和评估中,若患者首次主诉疼痛,或疼痛评分≥4分,则护士应及时报告医生,由医生决定处理措施。

（4）当疼痛评分＜4分时,每日评估2次,并将评估的结果记录于护理记录单上。

（5）当疼痛评分≥4分时,护士每4小时评估1次,直至疼痛评分＜4分。

（6）对于进行疼痛治疗的患者,在镇痛治疗方案更改后、非消化道途径给予镇痛药物后30分钟或口服途径给予镇痛药物后1小时,护士应再次评估患者对疼痛治疗的反应及是否有疼痛治疗相关的并发症,并在护理记录单或疼痛记录单上记录。

❹ 疼痛的处理原则如何?

答:（1）疼痛控制目标:①疼痛强度评分≤3分;②24小时内突发疼痛次数≤3次;③24小时内需要解救药的次数≤3次。

（2）采取综合措施治疗疼痛:疼痛的治疗以药物疗法为主,以非药物疗法为辅。治疗疼痛的药物主要包括对乙酰氨基酚、非甾体抗炎药和阿片类药。非药物疗法有外科疗法、神经阻滞疗法、神经刺激及毁损等。

（3）适当的镇痛药物和剂量:根据疼痛的类型、强度等制订个体化的药物治疗方案。

（4）选择合适给药途径:首选口服给药;芬太尼透皮贴剂是可选的给药方法之一。在口服和皮肤用药后,若疼痛无明显改善,则可以采用肌内注射或静脉注射。若全身用药产生了难以控制的不良反应,则应请疼痛专业人员或专科医生会诊。

（5）制定适当的给药间期:根据药物不同的药代动力学特点制定合适的给药间期,提高镇痛效果,减少不良反应。

（6）及时调整药物剂量：在镇痛治疗后，应及时观察生命体征，根据疼痛评分及时调整药物剂量。

（7）及时处理不良反应：阿片类药物可致便秘、呕吐和呼吸抑制等，若出现不良反应，则应及时进行相应的处理和治疗。

（8）辅助治疗：依疼痛的不同病种和类型而定。非甾体抗炎药(NSAIDs)、糖皮质激素及三环类抗抑郁药物等对不同疾患所致的疼痛有各自独特的效果。

（9）对癌性疼痛患者：按照WHO癌痛三阶梯止痛治疗指南进行镇痛。

COP.7　临终关怀服务：对应政策为《临终关怀制度》

❶ 医院提供的临终关怀服务应该包括哪些内容？

答：（1）根据患者和家属的愿望，提供恰当的治疗，减轻症状。

（2）控制疼痛。

（3）尊重患者的价值观、宗教和文化取向。

（4）让患者和家属参与治疗的所有方面。

（5）对患者和家属的心理、情感、精神和文化需求予以关注。

第六章

麻醉及外科治疗(ASC)

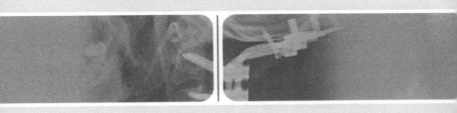

ASC.3 镇静治疗:对应政策为《中深度镇静治疗管理制度》

❶ 贵院执行镇静的科室和场所有哪些?

　　答:我院执行镇静的科室有麻醉科、ICU、急诊室及儿科(新生儿科)。执行镇静的场所有住院部手术室、门诊手术室、内镜中心、儿科、急诊科、ICU 及放射科。

❷ 镇静操作时由谁进行管理?

　　答:在镇静操作时,由麻醉医生或有镇静权限的医生进行管理。

❸ 如何知道科室的哪些医生具有中深度镇静资格?

　　答:医生由麻醉科培训,医务部授权而获得中深度镇静资格。关于此项资格,可在医生权限处查询(科室主任要回答具体人数和名单)。

❹ 镇静操作是否包括改善患者在某些医疗处置后或者因疾病进展所造成的疼痛,或应用药物使患者能舒适地休息等情况?

　　答:镇静操作不包括以上情况。镇静操作是指在各种内镜检查、心导管检查、特殊治疗、手术和侵入性处置及人工流产等治疗或检查时,利用药物使患者达到中深度镇静。

❺ 镇静场所物品的配备包括哪些?

　　答:(1)多功能监护仪(监测心电、血压、脉搏及血氧饱和度)。

　　　　(2)急救设备,包括气管插管工具、除颤仪、吸引装置、氧气、急救用药和拮抗剂。

（3）对小儿(12周岁以下)需有合适的监护设备和抢救设备。

❻ 我院镇静评分的标准是什么？

答：（1）我院采用Ramsay镇静评分。1分：烦躁不安；2分：清醒，安静合作；3分：嗜睡，对指令反应敏捷；4分：浅睡眠状态，可迅速唤醒；5分：入睡，对呼叫反应迟钝；6分：深睡，对呼叫无反应。

（2）评分标准：3～4分为中度镇静，5～6为深度镇静。

ASC.3.1　镇静资质要求：对应政策为《中深度镇静治疗管理制度》《麻醉医生资格分级授权管理制度》

❶ 医生如何具备中深度镇静的资格？

答：（1）具备中深度镇静资格的医生为本院注册的麻醉医生或经过镇静治疗培训并获得培训合格证的本院执业注册医师。

（2）需具备的技术或能力如下：①掌握各种镇静模式的技术；②能应用合适的监测手段；③具备基本生命支持技术和高级生命支持技术证书；④能及时处理各种并发症；⑤会使用各种拮抗剂；⑥熟悉麻醉复苏室管理制度，掌握患者出麻醉复苏室的标准。

❷ 护士如何具备中深度镇静的资格？

答：（1）参与镇静治疗的护士为经过镇静治疗培训，并获得培训合格证的本院执业护士。

（2）参与镇静治疗的护士需具备如下的技术或能力：
①熟悉各种镇静模式的技术；②能应用合适的监测手段；③具备基本生命支持技术；④能及时处理各种并发症；⑤会使用各种拮抗剂；⑥熟悉麻醉复苏室管理制度，掌握患者出麻醉复苏室的标准。

ASC.3.2　操作时镇静管理和监测以循证为依据：对应政策为《中深度镇静治疗管理制度》

❶ 麻醉和镇静前的禁食禁饮标准有哪些？

答：（1）对于非急诊病例：

a）对成年人：术前禁食固体食物8小时，禁饮清亮液体2小时（包括水、无渣果汁、没有加奶的茶和咖啡）。

b）对婴幼儿：母乳喂养禁食4小时，其他喂养禁食6小时；禁饮清亮液体2小时。

（2）未按要求禁食或急诊时，须权衡镇静治疗的利弊；如行镇静治疗，须在镇静治疗期间采取有效措施防止误吸。

❷ ASA身体状况分级如何定义，几级需实施镇静？

答：（1）ASA身体状况分级是由美国麻醉医师协会（ASA）设计的，用来描述患者全身状况的一个分级标准。它用来评估是否适合对患者实施镇静和（或）麻醉。

a）Ⅰ级：正常健康，完全适合实施镇静。

b）Ⅱ级：有轻度的系统疾病，如活动轻度受限的心脏疾病、原发性高血压、糖尿病、贫血、肥胖及慢性气管炎等,适合实施镇静。

c) Ⅲ级:有严重系统疾病,日常活动受限,但尚未丧失工作能力,如活动受限的心脏疾病和慢性肺部疾病、难以控制的高血压、有心血管并发症的糖尿病、心绞痛及心肌梗死(简称心梗)等,风险增加,须权衡利弊。

d) Ⅳ级:有严重系统疾病,已丧失工作能力,且经常面临生命危险,如充血性心力衰竭、不稳定性心绞痛、严重的肺部疾病和肝/肾疾病,麻醉和手术风险很大。

e) Ⅴ级:不论手术与否,生命难以维持24小时的濒死患者,如腹主动脉瘤破裂、重型颅脑损伤及大面积肺栓塞等。

(2) 若患者的ASA分级≥Ⅲ级,则须考虑请麻醉医生会诊,慎实施镇静。

❸ 麻醉复苏室(PACU)评分的定义和内容是什么?

答:PACU评分可采用Aldrete评分,这是一种用来判断术后患者能否转入门诊观察室或病房的方法。以下指标,每项2分(见表6-1)。

表6-1　Aldrete评分

评　分 观察指标	0	1	2
肌力	无肢体活动	能活动两个肢体和进行有限的抬头	能活动四肢与抬头
呼吸	需辅助呼吸	能保持呼吸道通畅	能正常地呼吸与咳嗽

续 表

观察指标 \ 评分	0	1	2
循环 （与术前相比）	血压波动> ±50mmHg	血压波动在±20～ 50mmHg	血压波动< ±20mmHg
SpO$_2$	在辅助吸氧下， <90%	在辅助吸氧下， >90%	在吸入空气时， >92%
神志	无任何反应	嗜睡	清醒，对刺激有反应

❹ 镇静和麻醉后出院评分标准的内容是什么？出院标准是
  什么？

　　答：镇静术后，在患者转至观察室后，继续观察其呼吸、循
　　　环和是否有活动性出血的情况，根据出院前评分标准
　　　（见表6-2）进行评分。总分≥9分，即为符合出院标准。

表6-2　出院前评分标准

观察指标 \ 评分	0	1	2
生命体征	血压和脉搏波动 在术前基础值的 40%以上	血压和脉搏波动 在术前基础值的 20%～40%	血压和脉搏波动在 术前基础值的20% 以内
活动能力	不能活动	需要帮助才能走动	步态稳定，无头晕
恶心、呕吐	重度：需反复治疗	中度：肌注药物后 症状缓解	轻微：口服药物治 疗后症状缓解
疼痛	药物控制不佳	口服药物能控制	基本无痛
外科出血	重度：需更换3块 以上敷料	中度：最多更换2块 敷料	轻微：无须更换敷料

❺ 对镇静期间及镇静后的监测时间有哪些要求?

答:(1) 镇静期间,生命体征及意识水平监测每5分钟1次。

(2) 镇静后恢复期间,每15分钟监测1次生命体征及意识水平。

(3) 深度镇静患者须待恢复到中度镇静后才可转入麻醉复苏室进行镇静后恢复。

(4) 如果有使用拮抗剂,则监测生命迹象至拮抗后至少2小时。

ASC.3.2—ASC.3.3　镇静时操作和教育培训

❶ 镇静的主要流程包括哪些?

答:(1) 镇静前评估并填写镇静前评估单。

(2) 宣教并签署《镇静操作知情同意书》。

(3) 镇静操作并填写镇静记录单。

(4) 镇静后观察并填写镇静记录单。

(5) 出麻醉复苏室前按PACU评分标准(回病房)或出院前评分标准(出院)进行评分。

ASC.4　麻醉评估:对应政策为《麻醉术前会诊制度》

❶ 手术前麻醉评估在何时进行,要评估哪些内容?

答:手术前麻醉评估分为麻醉前评估和麻醉前即刻评估。

(1) 麻醉前评估时间:择期手术为麻醉前1天,急诊手术为手术通知时。

(2) 麻醉前即刻评估时间:入手术室行麻醉前。

（3）评估内容：病史、体征（生命体征、有无插管困难等）、实验室检查、用药史及ASA分级等。

ASC.6.1 麻醉复苏管理：对应政策为《麻醉复苏室管理制度》《麻醉复苏室患者转入、转出标准》《麻醉复苏室转入转出交接制度》

❶ 术后患者是否可以离开麻醉复苏室由谁决定？

答：手术患者在麻醉复苏室恢复已达离室标准后，护士通知麻醉医生或镇静医生，由麻醉医生或镇静医生评估决定患者是否可以离室（备注：具有镇静权限和监护权限的人员必须掌握患者可以离开麻醉复苏室的标准）。

ASC.7.2 手术记录

❶ 手术记录的具体内容有哪些？

答：手术记录单中包含如下内容。

（1）术后诊断。

（2）执行手术的外科医生和助手的姓名。

（3）所执行的程序和对各程序中的发现的描述。

（4）围手术期的并发症。

（5）用于检查的手术切除标本。

（6）失血量和输血量。

（7）所有植入装置的登记号。

（8）日期、时间和负责医生的签名。

❷ 对手术记录完成的时间有何要求？

答：手术记录应在患者手术结束后离开手术室前完成。

ASC.7.4　置入器械管理：对应政策为《植入与介入性材料管理制度》

❶　对携带植入性医疗装置的患者，如何做好知情告知？

答：在使用植入性医疗装置之前，应当将患者的病情、医疗措施及风险、植入性医疗装置的种类及收费标准等告知患者，尊重患者根据自身状况的自主选择权，并由患者或其家属签署高值医用耗材/贵重药物使用知情同意书。

❷　植入物的定义是什么？

答：植入物是指放置于外科操作造成的或者生理存在的体腔内，留存时间大于30天的可植入性物品，且只能以医疗外科方式取出者，如人工关节、吻合器、泪道引流管、青光眼引流器、人工晶体、心脏起搏器、腔静脉滤器、鼻假体、整形胶状体、种植牙、钢板和钢钉等。

❸　怎样购置医院植入物？

答：凡医院购入的植入人体的医疗装置，须经过国家、省、市招标审核流程，一律由医学装备部统一采购进货，保证三证齐全，并与供应商签订供货合同。

❹　若术中需使用植入物，怎么管理？

答：（1）临床科室根据手术患者的评估需求决定术中是否使用植入物。手术医生术前做好各方面的知情告知工作（包括使用耗材的型号、利弊、费用及可能出现的并发症）。

（2）提前送交手术申请，按照感染管理要求进行管理，以备手术时使用。

（3）手术室有责任对所送植入性医疗装置的数量及有关手续进行核实，由主刀医生和巡回护士签字确认。

（4）将使用后的植入性医疗装置的品牌、名称、编号、型号、过期日期和数量载入植入性医疗装置使用登记表，并在手术记录单上记录。

❺ 手术科室能自行将植入性医疗装置带入手术室吗？

答：不能。

❻ 器械商能进入手术室吗？

答：不能。

❼ 贵院对植入物管理的要点有哪些？

答：（1）库房管理人员对植入物做详细登记，做到每件高值耗材可追溯。

（2）相关资料由医学装备部整理并存档。各临床科室使用的植入物条码须在医学装备部备案。

（3）若发生植入性医疗装置相关的不良事件，则应在24小时内通过医院不良事件报告系统上报，并提交医学装备部，由医学装备部核实处理。

第七章

药品管理及使用（MMU）

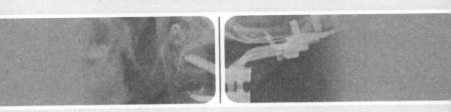

MMU.1 药品组织和管理：对应政策为《医院用药管理制度》

❶ 医院内由谁监督管理药品的使用？

　　答：由药事管理与药物治疗学委员会负责监督管理全院的药品使用。

❷ 如何获取医院药品目录中药品的信息？

　　答：（1）我院通过医院内网发布现有药品详细信息，如《药品目录》《处方集》。医生、护理人员与药学人员等与药品使用直接相关的人员可随时登陆医院内网查阅药品相关信息。

　　（2）医生、护理人员与药学人员可以通过合理用药软件获取药品详细信息。

　　（3）医生、护理人员与药学人员可通过缺药通知、新药介绍及药讯等了解药品有关信息。

MMU.2 选择和采购：对应政策为《药品选择采购制度》《药品验收制度》《药品供应保障制度》

❶ 新药怎样申请进入医院药品目录？

　　答：（1）首先由各临床医生填写《新药申请表》，重点阐明申请的理由并签字，交给药剂科。

　　（2）药剂科负责做好新药的综合分析，并交给药事管理与药物治疗学委员会初审专家组初审。

　　（3）将初审通过的药品交给药事管理与药物治疗学委员会，由该委员会组织专家讨论评议，并进行无记名投

票,得票率≥2/3者为通过。特殊情况,如招标等大批药
品调整时,原有药品可半数通过。

❷ 医院选择药品的原则是什么?

答:医院选择药品的原则如下。

首先,药品必须安全有效,以患者为中心,满足临
床医疗需求;根据医院的使命、患者的需求和提供服务
的类型决定用药目录。

其次,才结合厂商资质、药品性价比进行比较。

❸ 在临床抢救时,若紧急需要医院药品目录外的药品,该怎么
处理?

答:(1) 通知药剂科。

(2) 经药剂科主任审核,分管院长同意签字后,向医药
公司购药并请其急送。

(3) 记账入库后通知临床使用。

(4) 次日补齐临时采购药品手续。

MMU.2.1　监督药品清单和药品使用:对应政策为《药品选择采购制度》

❶ 医院基本药品目录由哪个部门审核修订,多久审核修订
1次,医护人员从哪能获取药品目录?

答:医院基本药品目录由医院药事管理与药物治疗学委员
会审核修订,一年审核修订1次。医护人员可通过医院
内网/行政中心/药事管理专栏/院内药品信息区获取药
品目录,包括基本药品目录及高危、麻醉、化疗等药品

目录。

❷ 医务人员如何获得药品短缺讯息？如何处理药品短缺问题？

答：在正常情况下，医院可以保证基本药品目录清单上的药品品种的供应。当配送延误、缺货或其他原因导致不能正常供应时，药剂科会采用合适方式（如医院内网、手机短信或电话等）通知临床有关药品短缺信息，告知医院应对措施、短缺期间替代用药建议等。因药品调剂部门关门或上锁药品未能顺利取药时，药剂科采用部门间调拨措施，在全院范围内甚至通过院外途径协调处理。急诊药房24小时开放，固定内线电话8×××。

MMU.3　储存：对应政策为《药品储存养护管理制度》《科室储备药品管理制度》《药品有效期管理制度》

❶ 如何保证病区常备药品和急救药品的质量稳定？

答：（1）备有药品的各区域每日须对药品储存区域环境进行监控（包括治疗室室温、湿度记录以及药品冰箱温度）。要求室温在10～30℃，湿度为35%～75%；冰箱温度保持在2～8℃。一日两班登记。需特殊储存的药品按说明书要求处理。

（2）病区护士每月对药品逐一进行有效期检查，有效期小于6个月的送到药房更换。

（3）药剂科对病区药品管理情况每季度查核1次。

❷ 病区常备药品的储存有哪些安全措施？

答：（1）病区治疗室设置有门禁系统，可防止外来人员轻易进入药品储存空间;高危药品定位区隔储存,并有明显警示标识;麻精药须专柜上锁;移动药车要上锁。

(2) 对病区常备药品每日进行基数管理。

❸ 如何对麻醉、精神药品进行管理?

答:对麻醉、第一类精神药品,须采取"五专"管理(即专人负责、专柜加锁、专用账册、专册登记及专用处方)。由有资质的医师开具处方,由有资质的药师调配处方;储存时,双人双锁,即用即锁;做好各种账册管理;使用红色专用处方,规范化开具处方;使用时,需执行双人核对、签名;对残余药品(液体或片)的处理,需双人在场销毁、核对并记录。

❹ 如何管理药品的有效期?

答:药剂科每月做全品种养护,进行有效期核查。备有药品的各区域每月对药品逐一进行有效期核查。

❺ 药品分装后如何标识?

答:药品分装后应准确标识其成分、开启时间及失效日期,并签名。

❻ 若发生药品丢失、被盗,如何处理?

答:(1) 保留现场。

(2) 及时查找,并向科主任、护士长报告。

(3) 如所丢失的为贵重药品,需报告保卫科。

(4) 如麻醉、精神药品遇失窃,还需要逐级向分管院长、所在地卫生行政管理部门、公安机关及药品监督管理部门报告。

❼ 药用冰箱是否有紧急应变措施,温度计如何进行校正和
管理?

答:(1) 当冰箱内温度异常时,先观察及排除是否为开门
时间过久、电源插头误拔或散热口被堵住等因素。

(2) 当冰箱内温度异常时,请先监测30分钟;如温度仍
超出正常范围,则请通知医学装备部进行维修(设备报
修电话:内线8×××)。

(3) 在对冰箱进行维修时,请将药品转移到邻近的冰
箱内,所转移的药品请用袋子装好,贴上标签,并写上
科室和联络人。

(4) 温度计由医学装备部每半年校正1次。

MMU.3.1 特殊药品储存:对应政策为《特殊管理药品管理制度》《生物制品使用管理制度》《胃肠外营养药品管理制度》《化疗药品管理制度》

❶ 已配制好的TPN如何储存?

答:(1) 现配现用,配制后在室温下放置的时间不超过4小时。

(2) 应将配制完毕但暂时未能输注的肠外营养液放置
于冰箱2～8℃环境中,并且最多保存24小时。

❷ 应该将残余的化疗药品丢在哪种垃圾桶内?

答:应该将残余的化疗药品丢弃在标有基因毒性废弃物的
垃圾桶内。

❸ 化疗药品与器具如何丢弃?

答:化疗药品废弃物皆须丢弃于标有骷髅头的红色垃圾袋内,这些废弃物包括静脉输液管、点滴空袋、使用过的空针、针头、酒精棉球及手套。应将空西林瓶、针筒丢弃于标有骷髅头的红色垃圾袋中;应将安瓿、针头丢弃于贴有高危标识的利器盒内,将垃圾袋包紧打结。化疗药品垃圾由保洁公司在固定时间送至1楼垃圾场内,合约清运厂商每2天运出1次。

❹ 病区所有护士都能给予患者口服化疗药品或注射化疗药品吗?

答:不是的。只有具有化疗给药资格的本院执业护士(参加医院组织的化疗药品安全使用和管理培训并通过考核的本院注册护士),才能给予患者口服化疗药品或注射化疗药品。

❺ 化疗药品的泼洒处理作业程序如何?

答:化疗药品的泼洒处理作业程序包括如下内容。

(1) 取出溢出包。

(2) 将警示牌放置于污染区域四周的人员通行处。

(3) 穿上防护用品。

(4) 取出吸水海绵条,将泼洒区域围起来,再用吸水纸吸取泼洒液;若泼洒的化疗药品为粉剂,则用湿毛巾清理。

(5) 以同心圆方式从泼洒区域的边缘(轻度污染区)往

内部(重度污染区)清理。

（6）将使用过的吸水纸或毛巾放入标有骷髅头的红色垃圾袋中。

（7）用施康消毒液拖地3次，再用清水冲洗。

（8）将脱下的防护用品扔到标有骷髅头的红色垃圾袋中。

MMU.3.2　急救药品储存：对应政策为《急救药品管理制度》

❶ 如何获得急救药品？

答：（1）各病区均设置有急救车，急救车上有急救药品，且急救药品的品种、规格和数量全院统一。

（2）病区急救药品回补方案为以盒换盒制度，即：在临床发生急救时，通知护工领取新的急救药盒[病区，白天到病区药房领取，夜间到急诊药房领取；门(急)诊各单位到急诊药房领取]；在抢救结束后，将使用过的药盒(医生下医嘱，护士附上用药清单)送回药房，药师核对后接收，护工再到药房领取新药盒。药房当班人员在发出药盒时，需要登记《急救药盒更换登记表》，并在科室送回时检查药盒并核对医嘱。

❷ 夜间如何获得超出病区存药范围的急用药品？

答：夜间，可至急诊药房取得急用药品。急诊药房24小时当班，即时供应急用药品。

MMU.3.3　药品召回：对应政策为《药品召回制度》

❶ 药品在哪些情况下需要被召回？

答:(1) 按药品监督管理部门公告的要求,需召回的药品。

(2) 生产商、供应商主动要求召回的药品。

(3) 在使用药品过程中发现,或患者投诉并经药检部门证实为不合格药品的。

❷ 药品过期后如何处理?

答:在报损药品时,应填写药品报损单,经批准审核后:将普通药品装入黄色垃圾袋内;将化疗药品装入标有骷髅头的红色垃圾袋内,按基因毒性废弃物处理。

❸ 请解释贵院的退药程序。

答:(1) 门诊退药:先在门(急)诊系统由医生开具电子与手工退方并写明理由,经药房检查确认药品与处方合格后登记,患者到收费处退费。

(2) 住院患者退药:由护士在系统中输入退药信息,药房确认打印清单后,由送药工从护士处取回药品,如药品合格,则退药成功。

MMU.4 用药医嘱和抄录:对应政策为《处方和药品医嘱管理规定》《药品处方权资格认定制度》《医嘱管理制度》

❶ 如何了解新入院患者目前的用药情况?

答:(1) 询问患者目前的用药情况。将长期用药记录在病历"既往史"的"长期用药史"栏目中;将针对本次疾病的院前用药记录在"现病史"中。

(2) 医生和药师要评估用药史对当前疾病和用药的

影响。

MMU.4.1　定义用药医嘱或处方内容：对应政策为《处方和药品医嘱管理规定》

❶ 标准药品医嘱所应该包含的内容有哪些？

答：（1）患者信息：包括一般情况、临床诊断、姓名、病历号、性别、年龄、地址、诊断、身高、体重（在 TPN 应用、儿童患者、化疗药品及抗菌药物处方医嘱开具时）、过敏史及联系电话。

（2）药品信息：包括药品名称、规格、剂型、剂量、给药途径、使用频度或两次用药之间的时间间隔。

（3）其他：包括开具处方的日期、医师姓名及手写签名或盖章。

❷ PRN 医嘱开具的情形有哪些？

答：我院规定，在以下 4 种情形时可以开具 PRN 医嘱：疼痛时，高热时，手术时间超过 3 小时时追加，手术过程中出血量超 1500mL 时。在医嘱中，需要有药品能否使用的适应证及药品使用的时间，写明 PRN 的给药指征是定性或定量管理，并给出最大给药剂量控制。

❸ 以体重为基础的医嘱有哪些？

答：以体重为基础的医嘱包括 TPN 应用医嘱、化疗医嘱、儿童用药医嘱及抗菌药物使用医嘱。

MMU.4.2 开具处方或用药医嘱的人员资质:对应政策为《药品处方权资格认定制度》

❶ 医师处方权如何获得,有哪些权限规定,如何确定有没有进行相关培训?

答:医务科对临床医生的药品处方权进行认定,并向药剂科提供其签名和留样。其中,临床医生开具抗菌药物、化疗药品、麻醉药品、第一类精神药品、毒性药品、中重度镇静药品的处方权要待培训考核合格后取得(其中,毒性药品、麻醉药品和第一类精神药品的处方权限由县卫生行政部门统一培训考核),由信息科对其进行电脑权限设置,医务科会对医生做有关处方医嘱开具的知识培训。

MMU.5 准备和配制药品:对应政策为《静脉配制中心感染管制制度》《处方和医嘱审核制度》《药品调剂操作规范流程》

❶ 如何处理化疗药品的意外泼洒? 有无进行教育训练?

答:化疗药品的意外泼洒处理详见《JCI医院评审标准》(第5版)MMU.3"化疗药品的泼洒处理作业程序"。我院有进行泼洒处理培训。

❷ 配制无菌药品的员工是否受过无菌技术培训,由谁来进行培训?

答:配置室按本院《配药室管理制度》执行无菌药品的配

置,配置人员均接受护理部无菌技术培训。

MMU.5.1　审方:对应政策为《处方和医嘱审核制度》

❶ 药师如何具备处方审核能力? 护理人员如何具备医嘱审核能力? 医院的处方审核机制如何?

答:(1) 处方审核由取得药学专业技术资格的药师进行,科室定期进行业务培训。具有资质的护理人员经过培训合格后,可以对医嘱进行审核。

(2) 药师对门(急)诊药房、住院药房、静脉用药配置中心的医嘱及处方用药适宜性进行审核,登记通报不合理处方,对不合理用药及时予以干预。

(3) 经过处方适宜性审核培训的护理人员对病区常备药品的所有医嘱、处方用药适宜性进行审核,对不合理用药及时予以干预,药师再把关。护理人员给患者使用科室备用药品的医嘱需在 24 小时内由药师再次审核,以确保药品的合理使用。

❷ 你会接受所有医嘱吗?

答:不会。如对医嘱有疑问或觉得医嘱有不合理之处,会与医生沟通,以澄清疑问或待医生重开医嘱后才执行。

❸ 贵院是否有系统性的防止医嘱错误的机制?

答:(1) 对高危药品、易跌倒药品和相似药品的医嘱有相应提示。

(2) 医嘱系统内嵌合理用药系统。对于不合理用药,合理用药系统会出现提示讯息。

MMU.6 给药:对应政策为《给药管理制度》

❶ 如何管理样品药品?

答:本院禁止使用样品药品和赠药。

❷ 如何防范食物对药品的影响?

答:(1) 药剂科和营养科共同制作宣教单,对患者进行宣教。

(2) 在患者能看到的注意事项中有提示,发药时有用药交代。

❸ 有没有对患者进行用药宣教?

答:有宣教。临床药师至临床进行宣教,护士对患者也进行宣教。在门诊药房药品咨询窗口,提供咨询并提供宣教资料。

MMU.6.2 自备药品管理:对应政策为《患者自备药品、自用药品使用管理制度》

❶ 对患者自备药品如何管理,当患者自备的药品一定要使用而我院又没有该药品时,怎么办?

答:原则上,医院不主张患者使用自备药品;只有在临床必需且院内无类似药品可替代时,才接受自备药品的使用。在使用自备药品时,由医生、护士或药剂人员核查药品的合格性,签署《患者自备药品使用知情同意书》,并开具医嘱(选择"自备"),将药品交由护士保管,由护士以患者为单位在"患者自备药品专区"按说明书要求存放。

❷ 对贵院住院患者,是否允许自我给药?

答:我院不主张住院患者自我给药;只有在经医生评估允许的情况下,允许患者对支气管扩张药的吸入剂、漱口水、外用药膏、滴眼液、滴鼻液及滴耳液等进行自我给药。

❸ 如何进行给药双人核对? 有哪些药品需执行双人核对?

答:护理人员在排药、化药和给药时要进行双人核对。在接到使用高浓度电解质液、化疗药品、麻醉药品、精神药品、胰岛素、肝素等药品及对1个月龄以下患儿执行给药的医嘱时,需要执行双人核对。

MMU.7 药品不良反应的监控:对应政策为《药品不良反应报告制度》

❶ 如何监控患者的用药反应?

答:护士在给药后需要观察患者的反应:注射剂在给药半小时后,口服剂在给药1小时后。对易致跌倒药品和其他容易对患者造成影响的药品,在给药前应向患者告知注意事项。当对患者首次给予药品时,应特别注意,并记录用药情况。

❷ 重点监控范围有哪些?

答:重点监控范围包括以下几个方面。

（1）新药首次剂量。

（2）易致跌倒药品。

（3）易引起过敏反应的药品。

（4）其他曾发生特殊反应的药品。

❸ 患者出现药品不良反应后的处理流程如何？

答：患者出现药品不良反应→医护人员评估并处理，同时在病案首页上记录药品不良反应；在病程记录中详细记录药品不良反应的发生经过和诊治过程→医护人员及时详细填写《药品不良反应/不良事件报告表》→严重不良反应电话通知临床药学室(8×××)→临床药学人员针对严重不良反应进行初步评价→核实确认并上报→临床药师跟进所报告的药品不良反应并分析→通过《药品通讯》反馈给临床。

MMU.7.1　用药错误和近似错误管理：对应政策为《给药错误、近似错误处理制度》

❶ 如何处理发生在医院内的用药错误和近似错误？

答：（1）用药错误发现者通知医生，医生评估患者病情，进行对症处理和患者安抚；并登陆医院不良事件报告系统上报。

（2）近似错误发现者登陆医院不良事件报告系统上报。

第八章

患者及家属教育(PFE)

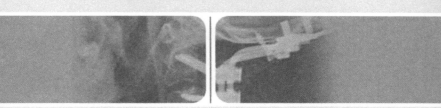

PFE　患者及家属教育：对应政策为《患者及其家属的教育制度》

❶ 是否依照医院任务、患者族群提供宣教？医院是否有教育的架构或机制？

答：（1）本院设有健康教育管理小组，制定了《患者及其家属的教育制度》，规范了医疗专业人员对患者及其家属进行健康教育时所应遵守的相关程序。

（2）依照医院分析，为各科室前5大疾病的患者提供各类宣教，同时门诊有专门的门诊宣教室。

（3）本院设有患者及其家属教育小组，制定了患者及其家属的教育相关制度。

❷ 对不同患者的培训需求都应经过评估，且记录在其病历中。在对患者及其家属进行健康教育时，你会如何进行健康教育前评估，评估结果记录在哪里？

答：（1）在对患者及其家属进行健康教育前，需先评估其学习的需求，另外需评估语言、教育程度、国籍、学习动机及是否有身体或认知上造成的学习障碍。

（2）将患者及其家属对健康教育内容的了解程度、评价记录于《患者及其家属健康教育评估记录单》，并签名。

（3）将评估结果记录于《患者及其家属健康教育评估记录单》。

❸ 在对患者及其家属进行健康教育前，你如何确认对方已经准备好接受教育？在评估患者及其家属的教育需求后，你会如何进行健康教育？

答:(1) 在进行健康教育前,先评估患者及其家属的学习
能力和动机,并记录于《患者及其家属健康教育评估记
录单》。

(2) 在评估其学习需求后,对其进行健康教育,需要时
可运用辅助器材排除学习上的障碍。

(3) 若患者有听障、视障等问题,则可为其提供助听
器、老花眼镜或手语等辅助方法。

(4) 在为患者及其家属提供健康教育时,使用其能理
解的语言。若有语言沟通困难,则可寻求人员协助,联
系电话65001×××/内线6×××(综合服务中心)。

❹ 在给予健康教育前,是否考虑患者及其家属的价值观和偏好?

答:在制作健康教育单前,先使用与患者需求相关的《宣教
教材征询表》;在健康宣教前,先评估患者及其家属的
价值观和偏好,并将评估结果记录于《患者及其家属健
康教育评估记录单》。

❺ 在为患者及其家属提供健康教育时,如何鼓励他们提出问题
和主动参与?

答:运用不同健康宣教模式,包括说明、讨论或示范操作等,
并给予问答时间,鼓励患者及其家属提问,并解答疑问。

❻ 在健康教育后,如何评价患者及其家属能够理解的程度与接
受程度?

答:在健康教育后,通过问答、演示、观察或行为改变等方
式确认他们的理解程度与接受程度,还可以答题形式
测试其掌握程度。

❼ 如何确认照护团队具有沟通能力,团队间如何合作提供健康教育?

答:各专业团队人员有接受过健康教育相关课程(如沟通、健康指导等),参加过医院内、医院外各类专业知识培训。医疗团队通过初始评估、持续评估,针对患者的需求,提供共同照护计划与目标,并提供健康教育,这些都体现在与营养、药剂及康复等各专业合作中。

第 九 章

质量促进和患者安全(QPS)

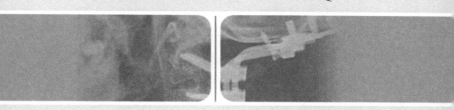

QPS.1 **具有资质的个人负责指导医院质量促进和患者安全项目的实施,并为在医院内持续有效地执行质量促进和患者安全项目来管理所需的活动:对应政策为《质量促进和患者安全(文化)管理计划》**

❶ 质量促进和患者安全(文化)管理计划的发展依据是什么?

答:(1) 医院策略方针。

(2) 医院评审。

(3) 国家卫生和计划生育委员会(简称国家卫计委)政策。

(4) 国际患者安全工作目标。

❷ 贵科室经质控科认证合格的品管人员是谁?

答:我科室经质控科认证合格的品管人员是科室主管、质量种子人员(取得培训证人员,指每个科室/部门内负责质量的人员)。

❸ 你知道质量促进和患者安全(文化)管理计划与你的关系吗?

答:(范例)我,×××,保洁人员,负责环境清洁,在质量促进和患者安全(文化)管理计划中有提到营造患者安全及医疗品质的文化,因此:

(1) 当我发现意外事件时,会立即向主管报告,并在不良事件报告系统中通报(或由他人代为通报)。

(2) 医院有监测手部卫生遵从性指标,我知道正确的洗手步骤——内、外、夹、弓、大、立、腕。

(3) 部门主管会根据清洁服务满意度来评价和考核我的服务品质。

❹ 你如何向员工传达质量信息?

　　答:每月开展科室质量管理会议,通报监测结果,讨论改进措施;通过科室周会,定期公布科室质量管理信息;重要信息通过邮件、短信再次通知(有记录)。

QPS.2 质量促进和患者安全项目的工作人员支持医院内的指标选择过程,并协调和整合医院内的指标活动:对应政策为《质量促进和患者安全(文化)管理计划》

❶ 在质量促进项目中,负责质量的人员如何为你提供支持?

　　答:(1) 辅导使用指标监测工具,如质量改善暨患者安全(QPS)监测指标PDCA改善表。

　　(2) 协助资料验证作业。

　　(3) 建立意外事件通报平台。

　　(4) 建立指标监测机制。

　　(5) 辅导运用品质改善工具,如PDCA、根本原因分析(RCA)、失效模式与效应分析(FMEA)。

　　(6) 提供内外部指标监测数据进行比较。

❷ 《质量促进和患者安全(文化)管理计划》的组织架构分为哪四个层级?

　　答:(1) 卫计局。

　　(2) 院领导班子。

　　(3) 科部主任。

　　(4) 基层主管及员工。

❸ 请结合自身科室/部门的特定指标,举例说明与其他科室/
服务部门的不同举措。

  答:如ICU科室有"提高ICU患者接受静脉血栓预防的比
    率"的指标。在其改善措施中,有一条是与药师团队一
    起学习低分子肝素的相关药理知识,探讨用药安全性。

QPS.4 质量促进和患者安全项目包括整合和分析可支持患者
    治疗、医院管理和质量管理项目的数据,以及加入外部
    数据库:对应政策为《质量促进和患者安全(文化)管理
    计划》

❶ 常用的统计工具有哪些?

  答:常用的统计工具有检查表、趋势图、饼图、直方图(柱形
    图)和柏拉图等。

QPS.5/GLD.5 数据分析流程包括医院内优先改进指标,此指标
    包含费用和效率分析,每年至少有1项

❶ 举例说明医院成效分析的案例。

  答:(1) 产科:正常分娩临床路径。

    (2) 内镜中心:改造的整体成本效益分析。

QPS.6 医院使用内部流程来验证数据:对应政策为《数据验证》

❶ 在哪几种情况下,需要进行数据验证?

  答:(1) 采用新的衡量指标,特别是用来评估医院重要诊

疗流程或结果改善情况的指标。

（2）提供院外机构或网站公告的临床指针数据。

（3）现有指针数据搜集工具或数据采取的方式发生改变。

（4）现有指针数据的结果出现无法解释的变异。

（5）数据源发生改变，如部分病历数据已改为电子病历格式，纸质和电子数据并存。

（6）数据收集的主体发生改变，如患者的平均年龄、合并症、研究范围发生改变，或实施新的临床指南、引进新技术或治疗方法等。

❷ 如何进行数据验证？

答：（1）由另外的人员再次收集数据，且新的数据收集人员未参与前面的数据收集工作。

（2）运用系统性的抽样方法，如果所衡量的对象样本数很少，则采用100%样本。

（3）将初次收集的数据与第二次收集的数据进行比较。

（4）将数据除以相关数据总数，再乘以100%，依次计算数据的准确性。数据的准确性以达到90%为目标值。

（5）如果所收集到的数据元素是不一致的，则找出原因（例如，数据定义不精准），并实施纠错的行动。

（6）搜集实施矫正措施后的资料，确保资料的准确性。指标的可靠性、有效性及数据质量除通过医院内部数据验证的流程进行验证外，也可通过独立的第三方进行验证。

❸ 你知道在哪里可以获取质量改善暨患者安全（QPS）监测指

针PDCA改善表吗？

答：可以在医院内网上获取，获取路径为医院内网/评审管
理/质量工具/质量改善暨患者安全（QPS）监测指针PD-
CA改善表。

QPS.7 医院采用既定流程来确定和管理警讯事件：对应政策为《不良事件侦测及分析管理制度》

❶ 在哪个制度中有定义警讯事件？

答：在《不良事件侦测及分析管理制度》中有定义警讯事件。

❷ 何谓警讯事件，请问哪些事件属于警讯事件？

答：警讯事件是指涉及死亡、严重的身体伤害或心理伤害
的意外事件。严重的身体伤害具体包括肢体或功能的
永久性丧失。警讯事件包括下列事件。

（1）非预期的死亡，包含但不限于：①死亡与患者疾病
或潜藏的征兆、自然病程无关，如术后感染死亡或院内
肺栓塞；②足月的婴儿死亡；③自杀。

（2）主要的永久性功能丧失与患者疾病或潜藏的征
兆、自然病程无关。

（3）手术部位、程序和患者错误。

（4）因输血或移植受感染的器官（组织）而导致慢性或
致命性的疾病。

（5）婴儿失窃或婴儿给错父母。

（6）强暴、职场暴力，例如医院内受攻击导致死亡或永
久性功能丧失，包括患者、员工、进修生、实习生、探视

者或供货商在医院场所被蓄意杀害。

❸ 对符合警讯事件条件的,必须进行根本原因分析(RCA),
且要在事件发生后或得知事件发生后的几天内完成RCA?

答:45天内。

❹ 你知道医院曾发生哪些警讯事件吗?

答:知道。医院曾发生妇科子宫腺肌症术后4小时突发猝
死事件及产科足月新生儿分娩27小时后出现脑疝事
件,医院已对此提出改善措施。

QPS.9 当数据表现出不理想的趋势和变化时,应始终对其进行分析:对应政策为《不良事件侦测及分析管理制度》

❶ 何谓Near miss?

答:Near miss(迹近错误):指在患者接受医疗护理过程中,
一个或多个环节出现错误,但错误在到达患者之前已
被发现并得到纠正,患者最终没有接受错误的医疗护
理服务。

❷ 事件通报类型包括哪些?

答:事件通报类型包括药品事件、跌倒事件、输血事件、医
疗事件、手术事件、管路事件、院内不预期心搏骤停事
件、麻醉镇静事件、检查/检验/病理切片事件、针刺伤事
件、公共事件、治安/伤害事件、器械设备不良事件及其
他事件(IMSAFE)。

❸ 本院不良事件如何分级上报?

答：本院不良事件分为四级上报，依据异常风险矩阵评估（SAC），通过评估异常事件的"事件发生后对患者健康的影响程度"及"事件可能再发生的机会"进行分级，见表9-1。

表9-1　异常风险矩阵评估

发生频率＼严重度	死亡	极重度	重度	中度	轻度	无伤害
数周	1	1	2	3	3	4
一年数次	1	1	2	3	4	4
1～2年1次	1	2	2	3	4	4
2～5年1次	1	2	3	4	4	4
5年以上	2	3	3	4	4	4

❹ 不良事件如何上报？

答：（1）医院内网：进入不良事件报告系统→根据不同事件进行分类通报。

（2）匿名上报途径：纸质版填写→院长信箱→纪律监察室收集后提交至医评办。

QPS.11 持续的风险管理项目用于确定和主动减少意外的不良事件，以及患者和医务人员面临的其他安全风险：对应政策为《前瞻性风险管理计划》

❶ 风险管理计划包括哪些要点？

答：（1）风险的侦测：不良事件报告系统。

（2）风险的优先级：异常风险矩阵评估(SAC)风险的呈报。

（3）风险的通报(Risk reporting)。

（4）风险的管理(Risk management)：运用前瞻性风险管理分析工具,如失效模式与效应分析(FMEA)。

（5）不良事件的调查(Investigation of adverse events)。

（6）风险议题的管理。

❷ 医院有哪些风险分析工具和运用实例?

答：（1）前瞻性风险管理分析工具：FMEA。

（2）运用的实例：2015年,急诊暴力攻击事件FMEA；2014年,停电FMEA；2013年,火灾FMEA。

第十章

感染预防与控制(PCI)

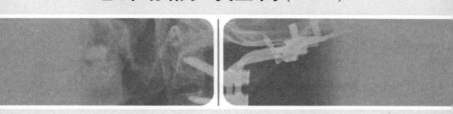

PCI.1/2 感染预防控制人员的资质和组织架构：对应政策为《医院感染控制管理规程》

❶ 你知道医院感染（可简称院感）管理组织架构吗？

答：知道。院感管理组织架构为三级管理网络，即医院感染管理委员会、医院感染管理科（简称院感科）和临床科室医院感染管理小组。

❷ 本科室（病房）医院感染管理小组的成员有哪些？

答：本科室（病房）医院感染管理小组的成员有科主任、护士长、院感监控医生和监控护士。

PCI.4 医院领导对医院感染预防与控制的支持：对应政策为《医院感染控制管理规程》

❶ 你了解本部门和全院患者医院获得性感染的情况吗？你在哪里可以查到院感监测结果？

答：（1）院感科每月将院感质控检查内容及监测结果发布在医院内网行政中心/感染控制/感染通讯版块，员工可在此获取医院感染信息。

（2）院感科每季度将院感通讯下发至各科室并发布在医院内网行政中心/感染控制/感染通讯版块，员工可在此查询院内感染病例发生率、主要病原菌检出情况、细菌耐药预警报告及手卫生依从性调查结果等信息。

PCI.5　医院制定并实施全面的项目,以求降低患者和医务人员医疗相关感染的风险:对应政策为《医院感染控制管理规程》

❶　你在工作中采取哪些措施来降低医院感染发生率?

答:在工作中,我通过手卫生、消毒隔离、无菌操作、职业防护、抗生素合理使用及正确处理医疗垃圾等措施来降低医院感染发生率。

❷　你知道医院感染的定义吗?

答:医院感染是指住院患者在医院内获得的感染,包括在住院期间发生的感染和在医院内获得而在出院后发生的感染,但不包括在入院前已开始或者在入院时已处于潜伏期的感染。医院工作人员在医院内获得的感染也属于医院感染。对于无明显潜伏期的感染,规定在入院48小时后发生的感染为医院感染。

❸　如何发现并报告感染的患者?

答:(1) 通过医院感染实时监控系统软件预警,预警提示包括病原学检验阳性、血常规异常、放射科异常报告、体温38℃以上超过3天及抗生素使用升级等。

(2) 医生结合临床症状确认感染,并通过医院感染实时监控系统软件上报至院感科(散发病例在24小时内报告;在院感暴发时,需立即报告)。

(3) 监测住院患者每日症状[如新出现发烧(体温≥38℃)、咳嗽及腹泻症状]并上报至院感科。

❹ 如何计算感染率?

答:(1) 医疗照护相关感染率(%)=(感染例次/住院人次)×100。

(2) 导管相关感染密度[千日感染率(‰)]=(导管感染例次/置管日数)×1000。

❺ 常见的多重耐药菌有哪些?

答:常见的多重耐药菌有耐甲氧西林金黄色葡萄球菌(MRSA)、耐万古霉素肠球菌(VRE)、耐碳青霉烯类肠杆菌科细菌(CRE)、耐碳青霉烯鲍曼不动杆菌(CR-AB)及耐碳青霉烯铜绿假单胞菌(CR-PAE)等。

❻ 当发现多重耐药菌时,如何报告?

答:当在微生物实验室发现多重耐药菌时,立即电话报告临床科室和院感科;各病区医生或护士当发现多重耐药菌时,及时电话报告院感科。

❼ 你知道如何辨识多重耐药菌的个案吗?

答:知道。

(1) 多重耐药菌患者的病历夹和床头会挂接触隔离标识牌。

(2) 在护士站电脑中的患者一栏表和患者腕带上会有蓝色圆圈提示。

(3) 在患者外出检查时,会在检查通知单上贴蓝色圆圈提示。

❽ 医院对探访者和家属的感控要求如何?

答:(1) 做好手卫生和个人防护。

(2) 对住院患者和家属进行感染控制健康教育(使用入院宣教手册)。

❾ 何谓医院感染暴发,医院感染暴发的报告流程如何实施?

答:(1) 医院感染暴发:指在医院同一病区内的住院患者中,短时间内超常发生3例以上同种同源感染病例的现象。

(2) 疑似医院感染暴发:指临床科室发现病区内在短时间突然出现3例以上临床症候群相似、怀疑有共同感染源的感染病例的现象。

(3) 报告流程:各病区医生或护士、临床微生物实验室当发现以上情况时,立即电话报告院感科。

❿ 医生如何知晓本科室医院感染发生率、常见菌种及院感病例诊断标准,如何实施报告流程?

答:医院感染发生率及常见菌种参见院感通讯及医院内网院感专栏。感染诊断参见《医院感染诊断标准》。临床医生当发现医院感染病例时,需在24小时内报告院感科(通过医院感染实时监控系统软件)。

⓫ 在确认新兴传染病时,应询问的流行病史(TOCC)包括哪些?

答:在确认新兴传染病时,应询问的流行病史(TOCC)包括旅游史(Travel)、职业(Occupation)、接触史(Contact)和群聚史(Cluster)。

PCI.6 感染预防与控制的风险:对应政策为《降低预防感染的重点计划》

❶ 对重要部位,医院感染预防与控制的标准操作规程是怎样的?

答:(1) 预防导管相关血流感染的集束化方案:每日评估是否拔管;手部卫生;检视敷料日期及伤口状态;导管消毒。

(2) 中心静脉导管置管时组合式照护措施:洗手;首选锁骨下静脉,避免股静脉;插管时,应铺大无菌单;插管时,戴口罩、帽子,穿无菌手术衣;正确消毒皮肤。

(3) 预防呼吸机相关性肺炎的集束化方案:如无禁忌证,将床头抬高30°～45°;每日评估是否可以撤机和拔管;如病情允许,尽早停用应激性溃疡预防用药;每天执行有效的口腔护理;手部卫生,无菌操作。

(4) 预防导尿管相关感染的集束化:每日评估是否拔管移除;手部卫生,无菌操作;维持无菌密闭引流通畅和完整,导尿管不能打折、弯曲,在活动或搬运时夹闭引流管;悬垂集尿袋,其高度低于膀胱水平;每天清洁或消毒尿道口,保持尿道清洁。

❷ 2015年,院感优先监控项目有哪些?

答:(1) 医务人员手部卫生遵从率监测。

(2) ICU呼吸机相关性肺炎(千日感染率)监测。

(3) 手术切口感染(如腹股沟疝修补术术后)监测。

❸ 你参与了何项院感质量促进计划?

答:(例如)我参与了手部卫生遵从率和洗手正确率的PDCA。

❹ 医院是否有执行医院感染管理风险评估?

答:有。

（1）每年由医院感染管理委员会成员执行医院感染管理风险评估。

（2）通过风险评估决定年度的重点监测计划。

❺ 对多重耐药菌的隔离政策有哪些?

答:（1）采取接触隔离防护措施。

（2）防护装备为手套、隔离衣等,并加强手部卫生。

（3）对病患采取集中照护的方式,入住单间或采取床边隔离。

（4）操作集中进行,仪器、设备一用一消毒或专用。

（5）每天或每班环境、仪器物表消毒。

（6）在转床或外出检查时,需交班。

PCI.7.1 医院应确保采用适当的医疗技术进行清洗和灭菌,正确管理衣物和床上用品,从而降低感染风险:对应政策为《消毒灭菌管理制度》

❶ 人工苏醒球的感控政策是怎样的?

答:（1）人工苏醒球的感控政策:全院采用可复用苏醒球,做到一用一消毒,每次用后送供应室统一清洗和消毒。

（2）消毒方式:自动清洗机高温清洗、消毒(有效期为3个月),环氧乙烷灭菌(有效期为6个月)。

❷ 清洁和污染物品管理的原则是怎样的?

答:(1)物品储存:

a)将清洁物品和污染物品分区放置。

b)将已消毒物品放置在干燥清洁区域。

c)将已灭菌物品放置在干燥清洁专用柜内。

d)无菌物品进出顺序为先进先出,且要避免过期。

e)在临床科室的库房内不允许将纸箱作为储藏的容器。如有外包装纸箱的物品,需在拆除外包装纸箱后才能入库。

f)仪器设备在使用后,需经清洁或消毒,才可以储藏或给下一位患者使用。

(2)物品运送:清洁物品和污染物品应分车运送。

a)供应室:无菌物品和污染物品应分别专车专运,并需加盖。

b)仓库:运送无菌物品的容器应保持清洁、干燥并需加盖。

c)洗衣房:清洁的被服和污染的被服应分别专车专运。运送过程都应加盖。

❸ 如何管理污衣?

答:科室应根据污染程度将被服分为高感染(有血液、体液污染)被服和低感染(无血液、体液污染)被服,并分别放在相应的加盖污衣桶内,污衣不得满出桶外;由洗衣房工作人员统一收集污染的被服,转运过程要加盖密闭。

❹ 请问员工制服多久洗1次?

答:普通区域的工作服每周清洗2次;特殊区域(手术室、分

娩室、新生儿室及 ICU 等)的工作服每天更换清洗;当
有血液、体液等污染时,应随时更换。

❺ 如何进行环境消毒?

答:院内用于环境物体表面消毒的消毒剂主要有含氯消毒
剂和消毒卫生湿巾两种。对于小面积设备表面,也可用
75%酒精棉球擦拭。科室可以自行选择合适的消毒剂。

(1) 含氯消毒剂:对一般物体表面的消毒可采用500mg/L
的浓度;当有血液、体液及多重耐药菌等污染情况时,
可采用1000mg/L 的浓度,例如病室终末消毒,操作台
面、轮椅及器材表面的消毒(需依厂商建议使用)。

(2) 消毒卫生湿巾:主要有效成分为复合双链季铵盐
化合物。

消毒卫生湿巾可杀灭微生物的类别包括大肠杆
菌、金黄色葡萄球菌、铜绿假单胞菌和白色念珠菌。

消毒卫生湿巾的使用范围:①环境物体表面的擦
拭杀菌,如 ICU 和住院病房里的床单元,术后手术台及
周边工作台,牙医诊疗单元表面,治疗推车及轮椅等;
②医疗器械表面的擦拭杀菌,如血压测量仪、听诊器、
脉搏血氧仪探头、新生儿暖箱、血透机、止血带、心电图
设备及肌腱锤等。

❻ 全院床帘、窗帘的清洗频率如何?

答:普通区域的床帘每季度更换清洗,特殊区域(如ICU)的
床帘每月更换清洗,有污染时随时更换(包括多重耐药
菌等接触隔离或其他传染病患者的终末消毒时)。窗

帘常规每半年清洗1次,有污染时及时清洗,特殊区域的窗帘每季度清洗1次(如ICU、新生儿科等)。

PCI.7.1.1 一次性物品的感染预防和控制:对应政策为《一次性使用无菌医疗用品的管理制度》《一次性医疗用品复用管理制度》

❶ 过期物品如何处理?

答:对过期的一次性无菌物品,按医疗垃圾处理;对过期的复用物品,重新消毒灭菌。

❷ 无菌物品的有效期如何管理?

答:每日检查药品、物品的有效期,并确保在有效期内使用。

(1)对已开启的无菌物品、配制的药品及消毒液,必须注明开启时间、有效时间(包括酒精、碘伏棉球罐及无菌镊子筒)。

(2)无菌干棉签开启后的有效期为24小时,碘伏棉签、酒精棉签的有效期按说明书规定;免洗手消毒剂开启后的有效期为1个月;含氯消毒剂现配现用,配置时测试浓度,24小时内使用。

(3)洗手液、表面消毒巾须标注开启时间,有效时间为1个月。

(4)已启封的各种无菌液体超过24小时不得使用,也不得插针头与外界相通。

(5)包装的酒精、碘伏及过氧化氢等消毒用品开启后的有效期为1个月。

❸ 医院有一次性物品重复使用的管理制度吗？主要内容是什么？

　　答：有。医院制定了《一次性医疗用品复用管理制度》，其主要内容有以下几个方面。

　　　　（1）一次性医疗用品重复使用的，科室需向院感科提出申请，由院感科报告医院感染管理委员会讨论通过后才可执行。

　　　　（2）各科室列出重复使用的一次性医疗用品清单，并制定最大使用次数及清洗消毒灭菌方式。记录使用病患的基本资料、医疗用品名称、重复使用次数及医疗用品不良情形，并统计一次性医疗用品重复使用不良率等资料。

　　　　（3）各科室将统计数据反馈至院感科。

　　　　（4）院感科不定期稽核各科室医疗用品重复使用制度的执行情况。

　　　　（5）院感科每季度将监测分析结果反馈至各科室。

❹ 医院哪些科室有重复使用的医疗用品？

　　答：目前，制定有一次性医疗用品重复使用的科室包括胃镜室、手术室及尿动力室（其余科室均不能随意重复使用一次性医疗用品）。

❺ 对一次性医疗用品的重复使用是否有监测的机制？

　　答：对一次性医疗用品的重复使用有监测的机制，其主要内容如下。

　　　　（1）科室监控：重复使用一次性医疗用品的科室做好日常使用监测记录，每季度将相关记录反馈给院感科。

（2）消毒供应室监控：每月将重复使用的医疗用品送至实验室监测培养。

（3）院感科监控：不定期稽查各科室使用情况。

（4）异常分析和改善：院感科每季度收集数据上报至医院感染管理委员会，并将不良医疗用品反馈至使用的科室做PDCA改善。

❻ 在临床上，哪些医疗用品不能重复使用？

答：在临床上，不能重复使用的医疗用品有导尿管、静脉留置针、各种导管、注射器及采血针等。

❼ 对一般患者和特殊感染患者用过的器械，如何处理？

答：（1）对于一般患者使用过的可重复使用的器械，可放置在待清洁消毒箱内并加盖，由供应室统一回收，先清洁，再消毒灭菌处理。

（2）对于特殊感染患者使用过的可重复使用的器械，应单独放置在待清洁消毒箱内并加盖密闭，贴隔离标识，由供应室统一回收，先浸泡消毒，然后清洗，再按一般程序消毒或灭菌处理。回收人员应戴手套及相应的其他防护设备。

PCI.7.2 医疗废弃物的管理：对应政策为《废弃物管理制度》

❶ 如何处理用后的血袋？

答：（1）各病区或手术室在给患者输血完毕后，由专职护工及时将血袋送回输血科，逐个记录在血袋回收登记本上并签名。

（2）输血科对各病区或手术室送回的血袋进行核对并签名。输血科收到血袋后,将其装入黄色专用塑料袋内,并在4℃冰箱内保存至少48小时。

（3）由指定医疗垃圾处理机构负责将输血科储存到期的废弃血袋回收处理并签名。

❷ 废弃物如何分类?

答:（1）一般性事业废弃物:生活垃圾。

（2）医疗废弃物:①感染性废弃物;②病理性废弃物;③尖锐性废弃物;④基因毒性废弃物。

（3）毒性事业废弃物。

（4）易燃性废弃物。

废弃物具体分类及处理见表10-1。

表10-1 废弃物分类及处理

类型	类别		容器	典型废弃物	处理方式
一般性事业废弃物	生活垃圾		黑色塑料袋	泡沫箱,废塑料,果皮,花草,树木,纤维,药罐,瓷制品,砖石,砂土,未接触血液、体液的手套,剩饭、剩菜,食堂生料及食堂厨馀	委托象山县环境卫生管理处回收并合法填埋
有害事业废弃物	医疗废弃物	感染性废弃物	有盖垃圾桶（加贴感染标志）＋黄色塑料袋	1. 与患者血液、体液接触的生物医疗废弃物,如: （1）木质压舌板、棉球、棉花、棉棒、棉枝及口罩等。 （2）被血液或体液污染的尿杯、手套。 （3）被血液或体液污染的敷料、包巾、纱布、棉球及感染性疾病患者使用的产垫或尿布。	交由宁波枫林特种废弃物处理有限公司处理

类型	类别	容器	典型废弃物	处理方式
有害事业废弃物	医疗废弃物	感染性废弃物 有盖垃圾桶（加贴感染标志）＋黄色塑料袋	（4）塑料或橡胶引流瓶、引流管、抽痰管、集痰瓶、蛇形管、导尿管及塑料软袋等。 （5）废血液或血液制品、废器官或组织及废标本等。 （6）染有血液或接触伤口的石膏。 （7）塑料类针筒、培养基塑料容器(皿)。 2. 传染病病房或隔离病房所产生的事业废弃物。 3. 其他,如曾与患者血液、引流液或排泄物接触的事业废弃物等	
		病理性废弃物 有盖垃圾桶（加贴病理性废弃物标志）＋黄色塑料袋	胎龄在24周以下的死胎、胎盘及废弃的人体组织器官	交由宁波枫林特种废弃物处理有限公司处理 ⚠ 警告！ Warning! 医疗废物 MEDICAL WASTE 病理性废弃物 Pathological waste
		尖锐性废弃物 生物医疗废弃物锐器收集盒	1. 玻璃类受污染的试管、培养皿等。 2. 尖锐物,包括静脉注射、肌肉注射、皮试、采血的针头,及废弃的针头、刀片、手术剪、缝合针、头皮针、骨钉、剃刀、中心静脉导针和玻璃安瓿等	交由宁波枫林特种废弃物处理有限公司处理 ⚠ 警告！ Warning! 医疗废物 MEDICAL WASTE 尖锐性废弃物 Sharp waste

类型	类别		容器	典型废弃物	处理方式
有害事业废弃物	医疗废弃物	基因毒性废弃物	有盖垃圾桶（加贴基因毒性废弃物标志）＋红色塑料袋	致癌或可能致癌的细胞毒素或其他药物,如化学治疗药剂等(将大批过期药品交回原厂,少量的当做医疗垃圾处理)	交由宁波枫林特种废弃物处理有限公司处理
	毒性事业废弃物		有盖金属垃圾桶（加贴毒性事业废弃物标志）	福尔马林、环氧乙烷(含残留环氧乙烷的气体罐)	交由宁波枫林特种废弃物处理有限公司处理
	易燃性事业废弃物		有盖金属垃圾桶（加贴易燃性事业废弃物标志）	药用酒精、有机溶剂、二甲苯、甲醇、丙酮及乙醚	交由宁波枫林特种废弃物处理有限公司处理

PCI.7.3　医院应执行相关实践,从而安全地处理和处置利器与针头:对应政策为《利器盒使用说明》《职业暴露后的处理程序与措施》

❶ 锐器伤的处理流程如何?

答:(1) 若被血液、体液污染的针头等刺伤,则应从近心端向远心端挤压伤口,尽可能挤出损伤处的血液。

(2) 再用肥皂液和流水冲洗,禁止对伤口施行局部按压。

(3) 在冲洗伤口后,应用消毒液(如0.5%碘伏)进行消毒,并包扎伤口;若黏膜被暴露,则应当反复用生理盐水冲洗干净。

(4) 在局部处理后,报告科室主管,再报告防保科,并进一步就诊评估(在上班时间,至感染科或皮肤科;在值班时间,至急诊科)。

(5) 紧急处理后,登录医院内网"不良事件报告系统"→在"事件类别"中选择"锐器伤"填报后→在左侧菜单栏选择流程管理→医务人员锐器伤登记表→点击"新建流程"→填写内容并选择"下一步"→挑选负责人并选择"发送"→结束。

(6) 当针扎来源为HIV(+)时,在局部紧急处理后,应立即按上述路径就诊,评估是否需预防性用药。

❷ 预防锐器伤的措施有哪些?

答:(1) 避免将使用后的一次性针头重新套上针头套。

（2）禁止用手直接接触使用后的刀片、针头等锐器。

（3）不得徒手把锐器弯曲或折断毁形。

（4）在上、卸刀片时，应使用持针器。

（5）在传递和接受锐器时，要通过容器进行传递，不得手对手传递。

（6）应将使用后的锐器直接放入耐刺、防渗漏的锐器盒。

（7）采用安全型针具。

❸ 职业防护有哪些相关问题？

答：（1）若病患为HIV感染者，在针扎时应咨询谁？

在上班时间，咨询皮肤科主任；在值班时间，到急诊科就诊。

（2）针扎后的就诊科室有哪些？

在上班时间，至感染科或皮肤科就诊；在值班时间，至急诊科就诊。

（3）在3个月的试用期内，新员工需完成哪些疫苗的接种？

从事临床工作的新员工在上岗前应检测乙肝三系，如乙肝表面抗原阴性，抗体小于20mU/mL，则要求完成0～1两剂乙肝疫苗的接种；对于在儿科、妇产科和感染科工作的新员工，则常规检测麻疹和水痘抗体，对无抗体的员工安排接种麻疹和水痘疫苗。若试用期满前没有接种疫苗，则不能上岗。

（4）在乙肝疫苗接种完成后，多久检测抗体？

1个月后。

❹ 锐器盒于几分满时要封盖并更换？

答：收集尖锐物品和针头的专用锐器盒是不能重复使用的。当锐器盒有3/4满时，应立即封闭并更换锐器盒。

❺ 锐器盒、医疗垃圾桶是否贴有生物医疗废弃物标志？

答：是。凡是医疗废弃物的收集容器都应有生物危害的特殊标记。

PCI.7.5　医院基建工程感染预防和控制：对应政策为《医院施工管理作业程序》

❶ 医院是否有施行工程整治过程的院感风险评估？

答：有。医院相关工程均需通知院感科，院感科会进行风险评估、巡查及干预，以确保施工过程安全进行。

PCI.8　医院提供屏障预防措施和隔离措施，以保护患者、探访者和医务人员不受传染病的侵害，并保护免疫功能受抑制的患者不受其易得的特殊传染病的侵害：对应政策为《免疫功能不全患者管理制度》《院内传染病管理制度》《隔离预防分类、使用疾病、隔离措施》

❶ 如何保护免疫力特别低下的患者？

答：对免疫力特别低下的患者，依照《免疫功能不全患者管理制度》实行保护性隔离。根据病情分别采取如下保护性隔离措施。

（1）床边保护性隔离（绝对嗜中性粒细胞计数为1000～1500/mm³的患者）。

（2）病区单间隔离（绝对嗜中性粒细胞计数为500～

1000/mm³的患者)。

(3)转至有层流病房条件的医院接受治疗(绝对嗜中性粒细胞计数小于500/mm³的患者)。

主要的保护措施有供给清洁的物品,做好环境清洁消毒,医护人员进出戴口罩、穿隔离衣,在接触患者前后洗手,控制有创操作,限制探视,做好卫生健康宣教。对于床边保护性隔离患者,尽可能把同种疾病的患者安排在一起,确保病房内无感染性疾病患者等。

❷ 如何通报传染病?

答:(1)首诊医生发现疑似或确诊法定传染病的患者,通过医院内网上报至防保科。

(2)防保科通过医院内网获得传染病报告信息,审核后上报中国疾病预防控制信息系统。

(3)传染病报告时间要求:

a)遇甲类传染病以及乙类传染病中的肺炭疽、人感染高致病性禽流感、传染性非典型性肺炎(SARS)及脊髓灰质炎的患者或疑似患者,应立即电话通知防保科,并立即通过医院内网填写传染病报卡;防保科人员要求在2小时内向疾病预防控制中心报告。

b)遇其他乙类传染病和丙类传染病,应于24小时内报防保科。

❸ 法定传染病如何分类?

答:法定传染病共39种,分为甲类、乙类和丙类。

(1)甲类:2种,即鼠疫、霍乱。

（2）乙类：共26种，包括各型肝炎、痢疾（细菌性、阿米巴性）、伤寒/副伤寒、艾滋病、淋病、梅毒、脊髓灰质炎、麻疹、百日咳、白喉、流行性脑膜炎（简称流脑）、猩红热、流行性出血热、狂犬病、钩端螺旋体、布鲁菌病、炭疽、流行性乙型脑炎、疟疾、血吸虫、登革热、新生儿破伤风、结核病、传染性非典型性肺炎、人感染高致病性禽流感及甲型H1N1流感。

（3）丙类：共11种，包括黑热病、丝虫病、包虫病、麻风病、流行性感冒（简称流感）、流行性腮腺炎、风疹、急性血性结膜炎、流行性地方性斑疹伤寒、手足口病及其他感染性腹泻。

❹　常见法定传染病如何隔离预防？

答：常见传染病的传染源、传播途径及隔离预防措施见表10-2。

表10-2　常见传染病传染源、传播途径及隔离预防措施

疾病名称		传染源	传播途径				隔离预防						
			空气	飞沫	接触	生物媒介	口罩	帽子	手套	防护镜	隔离衣	防护服	鞋套
病毒性肝炎	甲型戊型	潜伏期末期和急性期患者			＋		±	±	＋		＋		
	乙型丙型丁型	急性和慢性患者及病毒携带者			＃		±	±	＋				

疾病名称	传染源	传播途径				隔离预防						
		空气	飞沫	接触	生物媒介	口罩	帽子	手套	防护镜	隔离衣	防护服	鞋套
麻疹	麻疹患者	+	++	+		+	+	+		+		
流行性腮腺炎	早期患者和隐性感染者		+			+	+			+		
脊髓灰质炎	患者和病毒携带者		+	++	苍蝇、蟑螂	+	+	+		+		
流行性出血热	啮齿类动物、猫、猪、狗和家兔	++		+		+	+	+	±	±		
狂犬病	患病或隐性感染的犬、猫、家畜和野兽			++		+	+	+	±	+		
伤寒、副伤寒	患者和带菌者			+		±	±	+		+		
细菌性痢疾	患者和带菌者			+			±	+				
霍乱	患者和带菌者			+		+	+	+		+		+
猩红热	患者和带菌者		++	+		+	+	+		+		
白喉	患者、恢复期或带菌者		++	+		+	+	+		+		
百日咳	患者		+			+	+	±		+		

疾病名称		传染源	传播途径				隔离预防						
			空气	飞沫	接触	生物媒介	口罩	帽子	手套	防护镜	隔离衣	防护服	鞋套
流行性脑脊髓膜炎		流脑患者和脑膜炎双球菌携带者		++	+		+	+	+	±	+		
鼠疫	肺鼠疫	感染了鼠疫杆菌的啮齿类动物和患者		++	+	鼠蚤	+	+	+	±	+		
	腺鼠疫	感染了鼠疫杆菌的啮齿类动物和患者			+	鼠蚤	±	±	+	±	+		
炭疽		患病的食草类动物和患者		+	+		+	+	+	±	+		
流行性感冒		患者和隐性感染者		+	+		+	+	+				
肺结核		开放性肺结核患者	+	++			+	+	+	±	+		
SARS		患者		++	+		+	+	+	±	+	+	+
HIV		患者和病毒携带者			●				+				
手足口病		患者和病毒携带者		+	+		+	+	+	±	+		
梅毒		患者和病毒携带者			●				+				
淋病		患者和病毒携带者			■				+				
人感染高致病性禽流感		病禽、健康带毒的禽		+	+		+	+	+	±		+	+

续　表

注1:在"传播途径"列中,"＋"表示这是其传播途径之一;"＋＋"表示这是其主要传播途径。

注2:在"隔离预防"列中,"＋"表示应采取的防护措施;"±"表示根据工作需要可采取的防护措施;"#"表示因接触患者的血液、体液而传播;"●"表示因性接触或接触患者的血液、体液而传播;"■"表示因性接触或接触被患者分泌物污染的物品而传播

PCI.9　防护用具的使用:对应政策为《职业防护及防护用品穿戴规程》

❶　何谓标准预防,何谓双向防护? 标准预防的具体措施有哪些?

答:(1) 标准预防:是指认为患者的血液、体液、分泌物及排泄物均具有传染性,凡接触上述物质者,必须采取防护措施。

(2) 双向防护:既要防止疾病从患者传至医务人员,又要防止疾病从医务人员传至患者。

(3) 标准预防的具体措施有:①戴手套,注意手卫生;②当可能有血液或体液溅出时,应戴口罩及护目镜;③随手将锐器放入锐器盒,切勿回套针头,当锐器盒有3/4满时即更换,锐器盒不能重复使用;④及时消毒处理物品和环境;⑤根据传播途径采取接触、飞沫或空气隔离措施。当有创操作和经飞沫传播时,戴医用外科口罩;当经空气传播时,戴医用N95口罩。

❷　遇出血患者如何做好防护?

答:当遇出血患者时,既要防止血源性疾病的传播,又要防

止非血源性疾病的传播。根据接触情形,采取相应的隔离措施,包括:当量较少而需用手接触时,应戴手套;当量较多而需要大面积接触时,还应穿隔离衣和戴鞋套;若发生喷溅,则还需戴口罩、帽子、防护面罩或眼罩。

❸ 何时使用口罩、手套、护目镜或隔离衣等?

答:(1) 口罩:包括普通医用口罩、医用外科口罩和医用防护口罩(医用N95口罩)。

a) 普通医用口罩:适用于一般的诊疗活动,包括门(急)诊。

b) 医用外科口罩:适用于有创操作中对血液、体液和飞溅物的防护;防止经飞沫传播的呼吸道传染病,包括百日咳、白喉、流感、病毒性腮腺炎及流行性脑膜炎等;也适用于手术时,护理免疫功能低下患者时,及体腔穿刺、气管切开、吸痰等时。

c) 医用防护口罩(医用N95口罩):适用于防止经空气传播的呼吸道传染病,包括SARS、肺结核、麻疹及水痘等。

(2) 手套:当接触血液、血液制品、分泌物、排泄物、呕吐物及污染物品时,包括抽血和静脉输液操作时,应戴清洁手套;当进行手术、换药、导尿及中心静脉插管等无菌操作时,或接触患者破损皮肤、黏膜时,应戴无菌手套。

(3) 护目镜:适用于可能发生血液、体液、分泌物和排泄物喷溅时,包括供应室、手术室、胃镜室的清洗操作及口腔科有可能发生气溶胶的操作时;也适用于气管切开、气管插管等近距离操作而可能发生喷溅时。

（4）隔离衣：适用于接触经接触传播的感染性疾病患者时（如传染病患者、多重耐药菌患者等），为保护性隔离患者实施诊疗、护理时，及可能受到患者血液、体液、分泌物及排泄物喷溅时。

❹ 戴口罩的注意事项有哪些？

答：（1）口罩均为一次性使用。

（2）口罩须完全覆盖口、鼻，与面部严密吻合。

（3）当口罩潮湿、闻及异味、难以呼吸、有污染及有破损时，须立即更换。

（4）口罩在使用后按感染性废弃物处理。

（5）在戴口罩前应洗手。

（6）在完成操作后，应及时摘下口罩并做好手部卫生。

（7）如同时戴了口罩和穿了隔离衣，则应先洗手→脱去隔离衣→洗手→摘口罩→将用后的口罩丢弃在隔离单位的黄色胶袋内→洗手（在离开房间前）。

❺ 使用手套的注意事项有哪些？

答：（1）在诊疗护理不同的患者之间应更换手套。

（2）在操作完成后，应脱去手套，按规定程序与方法洗手。戴手套不能代替洗手，必要时进行手消毒。

（3）在操作时，若发现手套破损，则应及时更换。

（4）在戴无菌手套时，应防止手套污染。

（5）一次性手套应一次性使用。

（6）在脱除和丢弃手套时，要避免污染手和其他表面。

(7) 在戴着污染手套时,不能接触所有的物体表面,如开门、按电梯按钮等。

❻ 面对TB患者或疥疮患者,你会携带什么样的防护工具?

答:在接触TB患者时,主要应携带防护口罩(医用N95口罩),必要时携带防护镜或防护面罩、隔离衣及手套等;在接触疥疮患者时,应携带手套、隔离衣。

❼ 开放性肺结核患者入住负压隔离病房的原则有哪些?

(1) 对于急危重症肺结核患者,及有严重并发症、合并症、药物毒副反应和耐多药等的肺结核患者,可收住院治疗。

(2) 对于胸部X线或CT检查有空洞但痰涂片检验结果为阴性的疑似结核病患者,应召集院内专家会诊,被确诊为肺结核的才收住院。

❽ 医生或护理人员知道急救插管的防护装备有哪些吗?

答:急救插管的防护装备有医用N95口罩、隔离衣、手套、护目镜或面罩(注:防护物品由患者所在科室准备,应放置在急救车上)。

❾ 新兴传染病个人防护装备的穿脱流程如何?

答:(1) 穿:洗手→穿隔离衣→戴医用N95口罩→戴发帽→戴面罩→戴手套。

(2) 脱:摘手套→洗手→摘面罩→摘发帽→脱隔离衣→洗手→摘医用N95口罩。

❿ 对于传染病,临床上采取哪些隔离系统,这些隔离系统分别适用于哪些疾病?

答：根据传染病的不同传播方式，临床上有4种防护隔离系统，即空气隔离，飞沫隔离，接触隔离和血液、体液隔离。

（1）空气隔离（黄色标识）：适用于肺结核、水痘、麻疹及其他空气传播疾病（应用负压隔离病室，戴医用N95口罩）。

（2）飞沫隔离（粉色标识）：适用于脑膜炎、百日咳、流感及其他特定疾病（戴外科口罩）。

（3）接触隔离（蓝色标识）：适用于多重耐药菌感染、疥疮等（戴手套、穿隔离衣）。

（4）血液、体液隔离（红色标识）：适用于乙肝、HIV感染等（防止锐器伤和血液、体液暴露）。

PCI.10　感染预防控制项目与医院的质量控制项目相结合

❶ 医院是否有追踪医疗照护相关感染风险、感染率以及因照护所产生的感染的趋势？

答：有。医院每个月在医院内网院感管理专栏公告各病房的感染率，于每季度下发院感通讯公告。

PCI.11　医院感染预防与控制的培训：对应政策为《医院感染培训制度》

❶ 每人必须完成多长时间的感染管理培训？

答：（1）在职医生、护士、医技人员每年不少于6小时。

（2）行政、后勤、保洁人员每年不少于2小时。

（3）新上岗人员岗前培训每年不少于3小时。

❷ 培训的内容有哪些？

　　答：培训的内容包括手部卫生、医疗废物处理、消毒灭菌、标准预防、职业防护及抗菌药物合理使用等。

❸ 培训的方式有哪些？

　　答：培训的方式包括集中授课和网上学习。

第十一章

治理、领导及管理(GLD)

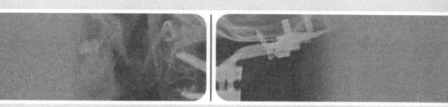

GLD.1　医院的治理者：对应政策为《医院治理机构职责与授权管理原则》

❶　医院的治理机构是什么？它对医院是如何授权的？

答：医院的治理机构为当地卫计局（如本院的治理机构是象山县卫计局）。

象山县卫计局的授权原则如下。

（1）医院实行所有权与经营权分离的法人治理结构，由院长负责全院工作，并遵循相关法律法规，按规定实施、推进公立医院改革，认真落实卫计局年度绩效考核办法，认真落实突发公共卫生事件的救援任务。

（2）认真贯彻民主集中制原则，凡属重大决策、重要干部任免、重要项目安排和大额度资金的使用，必须经院长办公会议讨论做出决定，如大型设备采购、重大基础设施建设等项目；必要时，需经医院职工代表大会通过。

（3）对药品及医用耗材的采购按照省市集中采购的相关政策执行。

（4）根据卫计局审批的年度人才招聘计划，自行组织编外人员的招聘。

象山县卫计局的主要职责如下。

（1）审批医院的使命、所开设的诊疗项目、年度工作计划、年度收支预算、年度医院质量促进与患者安全计划、医学教育和研究计划，并对每季度上交的医院质量促进与患者安全报告进行批示。

（2）任命医院院长助理及主要职能科室负责人。

（3）根据县委编制委员会办公室下发的编制指标统一组织人才招聘。

（4）负责医院卫生专业技术人员执业资格考试报名审查工作，签发执业证书，监管卫生专业技术人员的继续教育、职称晋升与聘任。

（5）审批医院年度设备采购计划及单项设备预算金额超过10万元的设备采购。

（6）审批医院年度总务物资采购计划及单项预算金额或年度批量预算金额超过10万元的总务物资采购。

（7）审批医院年度基本建设项目计划及合同估算价在10万元以上的工程项目：其中，合同估算价在10万～50万元的小型工程项目（其中维修项目为10万～20万元）由卫计局进行审批；合同估算价在50万元以上的大型建设项目（其中维修项目为20万元以上）需上报卫计局审批后，再报县相关部门审批。

（8）组织调度全县卫生技术力量，对重大活动和突发事件实施医疗救护或疫情处理，预防和控制疫情蔓延。

（9）打击非法行医，净化医疗市场，负责传染病、地方病、慢性病的监测和防治工作。

（10）指导医疗机构科学合理用血，动员组织公民无偿献血，并对供血情况进行监督和管理。

（11）接受县人民政府的年度考核，并对医院进行年度考核评估，对医院院长进行年度考核。

GLD.3 医院领导的职责：对应政策为《医院内部沟通制度》

❶ 医院的宗旨、使命和愿景是什么？

答：宗旨：全心全意为人民健康服务。

使命：以人为本，确保服务质量与安全。

愿景：与国际接轨，打造宁波南部地区医疗中心，成为全国品质标杆医院。

❷ 医院院徽的含义是什么？

答：（医院文化）我院院徽运用生动的形象构思和优美的艺术表现形式，结合医院自身特点，以蓝、白、红三色予以巧妙组合。上方正中是原国家卫生部制定的医疗卫生单位的统一标志。中间的白色"十"字表示我院是象山县的医疗中心和急救中心，一切工作要以患者为中心，以质量为核心。周边四颗红心代表广大医务人员对患者的爱心、耐心、细心和责任心。海、陆、空均以蓝色为主调，提示医院地处浙东滨海城市；同时寓意医院是救死扶伤的绿色通道，其环境要保持安静、清洁、严谨和祥和。白色海鸥由"X"和"Y"抽象构成，"X"和"Y"是"象"和"医"汉语拼音的第一个字母，且"医"与"一"同音，因此，白色海鸥可理解为宁波市第四医院（象山第一人民医院）的白衣天使。大海波浪和海鸥展翅腾飞意为经过几代人的努力，医院已建设成为宁波南部地区规模最大、综合实力最强的一所集医疗、教学、科研于一体的现代化医院，同时象征着医院随着社会的发展和进步,跨进了改革与发展的新时代!

❸ 医院内部各层级、各科室之间、临床与非临床之间是怎样进行沟通交流的?

　答:医院内部各层级、各科室之间、临床与非临床之间、医生和护士之间的沟通协作主要以各种正式的会议形式呈现,包括职工代表大会、院长办公会议、专题会议、院周会、各委员会会议和科室晨交班等。

　　　其他内部沟通载体还有医院内网、短信平台、微信工作交流群、广播系统和电话急救呼叫系统等。

❹ 医院有哪些内部沟通形式?(医院层级有哪些会议? 哪些会议可用来传达医院任务及制度?)

　答:医院层级有职工代表大会、院长办公会议、专题会议、各委员会会议及院周会等。院周会主要用来传达医院任务及制度。

❺ 科室有哪些内部沟通形式?(科室内部有哪些会议? 哪些会议可用来传达医院任务及制度?)

　答:科室内部有晨交班、业务学习会和病例讨论等。院周会后第2天的晨交班主要用来传达院周会精神,包括传达医院任务及制度。

❻ 除各种会议外,医院还有哪些沟通载体,并分别有哪些功能?

　答:医院内网:发布各种通知,设有规章制度板块,公布医院现有制度及相关工作流程,供员工查询、学习。

　　短信平台:发布各种通知、提醒和节日祝福。

　　医院广播系统:主要播报紧急事件或通知,如火警、急救等。

微信工作交流群：用于医院工作的交流。

电话急救呼叫系统：主要用于院内医疗急救的呼叫。

❼ 医院常用值班电话有哪些（日常管理需要）？

答：行政总值班：562×××（手机虚拟网）。

院内急救呼叫：6999。

水电维修、信息故障维修及设备维修：6×××（内线电话）。

保安值班、消控中心：8×××（内线电话）。

GLD.4—GLD.5 医院领导负责质量促进和患者安全：对应政策为《质量促进和患者安全（文化）管理计划》

GLD.4.1 医院领导定期向治理者和医院员工传达质量促进和患者安全信息：对应政策为《质量促进和患者安全（文化）管理计划》

❶ 请举出医院内曾发生的警讯事件，你知道改善措施有哪些吗？

答：医院内曾发生的警讯事件有子宫腺肌症术后4小时突发猝死事件。改善措施有以下几个方面。

（1）出台围手术期血栓预防的标准作业程序。

（2）建立标准化的血栓评估量表。

（3）针对围手术期血栓预防、物理预防购置设备（足底静脉泵、间歇充气加压装置及逐级加压弹力袜）。

（4）出台全院交班政策。

(5) 建立急救培训基地(建立自己的导师队伍,扩大高级生命支持技能人群,以解决急救时效问题,提高复苏成功率)。

(6) 成立急救管理委员会,统一协调急救工作。

(7) 改进急救流程,按区设置急救小组,并进行多次演练。

❷ 如何将质量安全计划的讯息传达给员工?

答:质量安全计划的讯息通过医院通知公告、医院中层周会、科室晨会、评审全院人员培训、质量种子人员培训、新进员工岗前教育和医院安全教育训练等传达给员工。

GLD.5 医院领导优先考虑流程改进:对应政策为《质量促进和患者安全(文化)管理计划》

❶ 如何决定院级改善专案的优先顺序? 举一个范例说明这些改善成效和资源的使用。

答:(1) 院级指标选择依据:①医院策略方针;②医院评审;③国家卫计委政策;④国际患者安全工作目标。

(2) 优先指标包含:①IPSG指标;②意外事件与患者安全文化;③成效管理与质量监测指标;④临床路径与临床指引;⑤JCI指标库监测指标。

(3) 医院成效分析的案例:①正常分娩临床路径成效分析(产科);②内镜中心改造的整体成本效益分析(内镜中心)。

GLD.6 医院领导负责合同事宜：对应政策为《外包服务管理办法》《外聘专家管理规定》

❶ 医院有哪些外包项目？为便于管理，应如何分类？

答：外包服务项目共有11项，包括保洁、保安、食堂、洗衣、医疗废弃物处理、生活垃圾处理、除四害服务、义齿加工服务（两家公司）、检验标本外送检测、消化内科外送标本检验（HP培养及药敏实验）及医院住院大楼一楼商店出租。

医院外包服务分为以下3类。

（1）在医院内执行的外包业务：指本院所属业务委托院外公司或机构负责提供劳务与服务，其主要服务本院患者、家属或员工，且须长时间（连续6个月以上）常规、持续性派员驻点在医院内或其人员会经常进出本院的管制区域（如手术室、ICU病房及隔离病房），如保洁、保安和食堂等。

（2）在医院外执行的外包业务：指本院所属业务委托院外公司或机构负责提供劳务与服务，或提供医学检验检测、治疗技术，且非在医院内执行者，例如医疗废弃物处理、洗衣及检验标本外送检测等。

（3）医院提供出租场所的外包业务：指由本院出租特定场所，供医院外机构或个人使用，其主要服务的顾客来自于医院外部。

❷ 如有需要，应如何新增外包服务？

答：申请科室填写外包申请单→管理科室进行评估→院长办公会议研究决定→按规定招投标。

❸ 医院怎样才能确保对外包服务人员进行准确有效的管理？

答：外包公司在提供服务前，必须将派驻在本院工作的人员名单造册，送交医院人力资源部备查；外包公司如有新进人员及中途更换人员，必须事先通知医院人力资源部及管理科室，并且这些人员应依法完成健康体检，体检通过后方可进入本院提供服务。要求外包公司驻点在本院的在职员工每年接受健康体检（由医院人力资源部负责建档审查）；对于从事特别危害健康工作的人员，外包公司须给医院人力资源部和防保科提供相关检查报告的复印件，以备检查。根据业务类型与性质对外包人员进行相对应的培训及考核。对在医院内执行外包业务的工作人员，如保洁、食堂和保安等，需严格参照本院职工的要求进行培训及考核。对在医院外执行外包业务的工作人员，如医疗废弃物处理及洗衣等，需重点监管交接过程及对交接人员进行培训和考核。对由医院提供出租场所的外包业务，如院区内店面出租，与医护人员、患者有密切联系的需进行CPR、院感及消防培训，并由医院人力资源部负责建档管理培训记录。

❹ 医院如何对外来工作人员进行资质认证，由哪个部门负责？

答：医院人力资源部负责外来卫生专业技术人员的资质管

理及认证工作。科主任填写《外聘专家需求申请表》。外来卫生专业技术人员在来院时填写《外来工作人员信息表》，并提供相应材料（如毕业证书、执业证书、专业技术资格证书及特殊上岗证书等），由人力资源部进行资质查验、聘任后转交至医务科,由医务科办理授权手续,并安排到对应科室开展医疗等相关活动。

❺ 医院怎样确保外来工作人员医疗行为的安全性?

答:医院人力资源部对外来工作人员进行资质认证并交医务科;医务科提交医师资格与授权管理委员会进行审核、授权;外来工作人员接受岗前培训考核、试用期考核、年度考核、续聘考核、授权展延考核、在职教育训练及体检等。

医院相应的职能部门按照制度、规范和标准对外来卫生专业技术人员的医疗活动进行监管,确保医疗安全。

❻ 医院目前是否有聘任外来专家?

答:有,如胸外科有聘任外来专家。

❼ 科室负责人是如何参与外包质量管理的?

答:科室负责人(病区具体是护士长在负责)对在本科室提供的外包服务有培训、监管的义务,尤其需要对其进行感控、消防及CPR培训,并对工作职责进行监管,发现问题及时向外包管理科室反馈,并限期整改。

GLD.9—GLD.11 医院科室和服务部门的管理:对应政策为《科室管理办法》《部门服务计划制订准则》《临床指南及临床路径选择和实施政策》

GLD.9 医院科室和服务部门的管理:对应政策为《科室管理办法》

❶ 在科室管理中,科主任需要做哪些工作?

答:科主任全面负责科室工作;负责执行医院下达的指标,传达医院通知,完成任务;负责制订科室服务计划,制定标准作业流程,落实监测指标,改进服务质量;负责就科室服务所需的空间、医疗技术、设备、人员配置及其他资源需求向相关委员会或职能部门提出建议;负责撰写科室人员岗位说明书,负责制订与岗位说明书相符合的岗前及在职教育训练计划;负责人员的绩效考核,并将此作为聘任和选拔的依据。

❷ 在科室管理中,护士长需要做哪些工作?

答:护士长协助科主任完成科室工作,负责科室护理工作;负责撰写护理人员岗位说明书,负责制订与护理人员岗位说明书相符合的岗前及在职教育训练计划;负责护理人员的绩效考核,并将此作为聘任和选拔的依据;负责配合外包管理科室进行外包服务质量的监督及反馈。

❸ 科室负责人是如何应对科室资源(人力、设备及空间等)短缺问题的?

答:人员紧张先通过调节排班来应对,如长期短缺,则向人事部门提交招聘需求;如设备短缺,则可以向设备科申请调剂或申请采购;如有空间需求,则向总务科申请。

GLD.10 医院科室和服务部门的整合和协调:对应政策为《部门服务计划制订准则》

❶ 部门服务计划是如何制订出来的,包括哪些内容?

答:(1) 部门服务计划依据医院的宗旨、使命和愿景,整合和协调部门/科室内部及部门/科室之间的服务功能,经部门/科室充分讨论后拟订,由分管院长审核,并由院长签发。

(2) 部门服务计划包括:①服务范围(部门/科室基本情况、患者类型、患者年龄、服务项目、未来规划服务项目及服务时间);②收住标准;③人员配备;④员工资格;⑤部门/科室内部及部门/科室之间的交流和合作;⑥部门/科室目标;⑦服务质量改进计划。

❷ 请问部门/科室所提供的服务有统一的书写格式吗? 部门/科室要提供文件佐证。

答:有。各部门/科室根据《部门服务计划制订准则》书写部门/科室服务计划。

❸ 从何处可知道部门/科室服务的项目? 如何知道部门/科室

即将开展的服务计划?

答:从医院内网上可查询各科室《部门服务计划》;在《部门
服务计划》中罗列有部门/科室主要服务项目以及部门/
科室未来规划服务项目。

❹ 部门/科室内是否有文件列出所提供的服务项目?

答:(部门/科室要能提供文件佐证)部门/科室《部门服务计
划》文件中有关于部门/科室提供服务项目的介绍。

❺ 部门/科室内部或部门/科室之间是否有进行服务的协调与
整合?

答:各部门/科室《部门服务计划》中有部门/科室内外的交流
合作。部门/科室内部的协调交流方式有以下几个方
面:医生和部门/科室成员之间每天直接面对面的交流;
留言板、交流本、科会记录本(作为书面交流形式);电
话、虚拟网、微信也可作为部门/科室交流工具。部门/
科室之间的协调交流方式有电子邮件、电话、会议纪要
和面对面交谈。

GLD.11 部门领导参与医院优先级质量促进和患者安全项目: 对应政策为《质量促进和患者安全(文化)管理计划》

❶ 你知道全院性优先监测的指标是什么?

答:(1) 国际安全目标(IPSG)。

(2) 意外事件与患者安全文化。

(3) 临床指南监测项目。

(4) 临床路径监测项目。

（5）JCI指标资料库监测项目。

（6）管理指标监测项目。

❷ 请举例说明贵科室的质量监控指标和改善措施。

　　答：范例，如ICU科室质量监测指标"提高ICU患者接受静脉血栓预防的比率"。它的改善措施如下：①建立血栓预防作业流程；②每月对每位医生的执行率进行通报，并分析原因，督促医生及时整改；③组织科内医务人员学习《ICU患者深静脉血栓形成预防指南》以及低分子肝素的相关药理知识，探讨用药安全性；④增添物理预防措施，落实物理预防措施；⑤将执行情况计入医生的个人考核（各员工要能讲出自己部门有哪些质量监测指标及改善措施）。

❸ 什么时候要更换新的监测指标？

　　答：如果监测指标在四个监测周期维持稳定，达到目标值，则要更换新的监测指标。

GLD.11.1　质量促进和患者安全指标选择：对应政策为《质量促进和患者安全（文化）管理计划》

❶ 贵部门的监测指标有运用在对员工的考核或评估上吗？

　　答：有，如员工年度绩效考核。

❷ 你如何查询自己医疗品质与安全的考核结果？

　　答：在员工年度考核表中有医疗品质与安全的项目。

GLD.11.2 临床路径和临床实践指南指导临床治疗：对应政策为《临床指南及临床路径选择和实施政策》

❶ 在你的领域中采用了哪些临床指南，这些临床指南是如何选择的？

答：采用了"中国急性缺血性脑卒中诊治指南（2010）"等。指南的选择依据"服务量大"的原则，选择常见疾病的国内的专业委员会（如中华医学会神经病学分会）公布的临床指南。

❷ 指南实施的程序是什么，如何传达信息，如何培训工作人员？

答：由科室质量安全管理小组选定指南，根据本院实际情况修订后，先报质控办备份审批，然后在科室内组织指南培训学习（有记录）。

❸ 全院性的临床指南、临床路径有哪些？

答：（1）临床指南：如"糖尿病患者低血糖防治指南""慢性肾脏病贫血指南""肿瘤治疗相关呕吐防治指南（2014）""急性心肌梗死诊断和治疗指南""脑卒中诊治指南""跌倒防治指引""手卫生指南"等。

（2）临床路径：子宫肌瘤临床路径；正常分娩临床路径；病毒性慢性乙型肝炎（轻中度）临床路径；老年性白内障临床路径；2型糖尿病临床路径（非重症）；脑梗死（非溶栓）临床路径。

GLD.12—GLD.12.2　机构和临床道德准则：对应政策为《伦理委员会章程》《组织伦理准则》《临床伦理准则》《开展临床研究管理规定》《开展临床研究的伦理审查程序和步骤》《开展临床研究知情同意书规定》

❶ 医院规范患者权利的政策有哪些？请至少列举3项。

　　答：PFR.1：患者的权利与义务。

　　　　PFR.1.3：患者隐私保护与信息保密制度。

　　　　PFR.2：病情告知制度。

　　　　PFR.2.2：尊重家属或授权委托人放弃心肺复苏或生命支持治疗的规定。

　　　　PFR.3：患者抱怨的应对。

❷ 当员工遇到道德问题时,如何向医院提出讨论？医院如何给予协助？

　　答：(1) 医院分别制定了组织伦理、临床伦理和研究伦理处置流程。当员工遇到伦理问题或困境时,可以通过电话、面谈、医院内部邮箱、信件或院长信箱等方式,根据不同伦理议题,实名或匿名地向伦理委员会的3个专责部门反映或咨询。具体联系方式如下。组织伦理:纪检监察室(纪检监察室主任,联系电话×××××);临床伦理:医务科(医务科科长,联系电话×××××);研究伦理:科教科(科教科科长,联系电话×××××)。

（2）伦理委员会的 3 个专责部门在受理后提供解决方案。如果专责部门无法直接解决，则将问题提交至伦理委员会讨论，根据讨论意见，专责部门指导呈报人解决问题。

❸ 你最近学习过与医院伦理（道德）相关的课程吗？请列出至少 1 项。

答：学习过。

（1）全院职工培训：2015 年 7 月和 9 月，分两次进行全院伦理培训，观看伦理电影《姐姐的守护者》。

（2）新员工培训：2015 年 10 月，对新员工进行伦理培训。

（3）实习生培训：2015 年 7 月，对实习生进行伦理培训。

GLD.13—GLD.13.1 构建安全项目文化：对应政策为《质量促进和患者安全（文化）管理计划》《不良事件的政策和分析管理办法》

❶ 对何种事件需要进行通报，如何进行通报？

答：对以下事件需要进行不良事件通报：药物事件、跌倒事件、手术事件、输血事件、医疗事件、公共事件、治安事件、伤害事件、管路事件、院内不预期心搏骤停事件、麻醉事件、检查/检验/病理切片事件及其他事件等。

通报途径：通过医院不良事件报告系统进行通报；紧急事件可以通过电话上报至科主任或总值班（事后在医院不良事件报告系统上补报）。

❷ 你知道患者安全文化与你的关系吗？

答:(范例)我,×××,保洁人员,负责环境清洁,在质量促进与患者安全(文化)管理计划中提到营造患者安全文化与各阶层员工都有关系,因此:

(1) 当我发现意外事件时,会立即向主管报告和通过医院不良事件报告系统通报。

(2) 医院也有监测手部卫生遵从性指标,我知道正确的洗手步骤——内、外、夹、弓、大、立、腕。

(3) 部门主管会依据IPSG的要求来评核我对患者安全目标的遵从性(或医护人员回答)。

③ 贵部门如何推动患者安全文化建设?

答:(1) 遵从国际患者安全目标(IPSG)。

IPSG.1:正确辨识患者。

IPSG.2:增进有效沟通。

IPSG.3:改善高警讯药品的用药安全性。

IPSG.4:确保手术部位正确、程序正确及患者正确。

IPSG.5:手部卫生。

IPSG.6:减少跌倒伤害风险。

(2) 医院不良事件报告系统。

④ 你上的哪些课程与患者安全相关?

答:与患者安全相关的课程有JCI评审QPS章节知识培训(培训对象:全院员工)、患者安全教育培训(培训对象:全院员工)、质量管理方法及工具应用培训(培训对象:院领导、中层干部及科室质控管理小组)。

⑤ 为了推动患者安全文化,医院有哪些举措?

答:(1) 建立了无惩罚不良事件报告系统。

(2) 进行患者安全文化问卷调查。

❻ 医院将哪些行为认定为漠视安全和不顾后果的行为?

答:(1) 未依规范执行Time-out(即在手术和操作前应执行暂停而进行核查的程序)。

(2) 未依规范执行手术部位标记(Surgical site marking)。

(3) 在上班或值班时无法联络到,危及患者安全。

GLD.14—GLD.19 **医学专业教育和人体受试者研究:对应政策为《员工教育及进修计划》《实习生医疗行为规范》《开展临床研究管理规定》《开展临床研究知情同意书规定》《开展临床研究的伦理审查步骤和程序》**

❶ 你所接受的训练计划由谁来监督?

答:我所接受的训练计划由教学分管院长、科教科/护理部主任、教研室主任、教研室副主任、教学秘书及带教老师等来监督。

❷ 你的临床工作职责为何?

答:根据实际具体回答,如实习生、见习生。

❸ 你的指导老师是谁?

答:根据实际具体回答,可以说出带教老师的具体名字。

❹ 哪些操作是你可以独立进行的?

答:我们都不可以独立进行操作,都要在带教老师或上级医师的指导下完成操作。

❺ 医院是否有新进人员岗前培训？

答：有。

❻ 新进人员何时参加消防安全、院内感染控制、BLS、职业防护、患者安全和保密义务等课程学习？请举一两堂课的课程名称及课程老师。

答：（按实际培训时间回答）新进人员应在报到后1个月内完成这些课程。岗前培训的内容包括消防安全、院内感染控制、职业防护、患者安全和保密义务等。我们都学过并做了有关试卷。BLS应在报到后3个月内完成并取得资格证书（按实际培训考核时间回答）。

❼ 到了科室，医院何时给你们做岗前培训？具体内容是什么？（举例说明）

答：（按实际培训时间回答）应在到科室报到后1周内完成岗前培训。具体内容包括科室概况介绍（环境、设备、组织架构、人员及服务的病种等）、科室规章制度、实习的基本任务、实习要求及注意事项、职责范围、实习目标、所属教研室及科室教学计划、科室质量改进项目、火灾应急流程、职业防护及出科室考试相关事项等。

❽ 医院教育训练计划由谁来监督和审核？

答：医院教育管理委员会。

❾ 医院/科室是否有提供临床研究、临床调查或临床试验等？

答：有。医院/科室开展的临床研究仅为数据和（或）标本采集类的非干预性研究，包括采用临床实践常规的非侵入性手段收集生物学标本(如头发、指甲、唾液、痰液及血液等),或利用既往收集的材料(数据、文件、记录或标本),或采用流行病学、社会学及管理学等方法,收集、记录、引用、报告或储存有关人的样本、医疗记录、行为、思想、意见进行的研究活动等。

❿ 在什么情况下可以申请免除知情同意?

答:(1) 利用以往临床诊疗中获得的医疗记录和生物标本进行的研究并且符合以下全部条件的,可以申请免除知情同意:

a) 研究对受试者的风险低于最小风险。

b) 免除知情同意不会对受试者的权利和健康产生不利的影响。

c) 受试者的隐私和个人身份信息得到保护。

d) 若规定需获取知情同意,研究将无法进行(患者/受试者拒绝或不同意参加研究不是研究无法实施、免除知情同意的理由),患者/受试者已明确拒绝在将来的研究中使用其医疗记录和标本,但在公共卫生紧急情况下,可申请免除知情同意。

(2) 利用以往研究中获得的医疗记录和生物标本进行的研究(研究病历/生物标本的二次利用),并且符合以下全部条件的,可以申请免除知情同意。

a) 在以往研究中已获得患者/受试者的书面同意,允许其他研究项目使用其病历或标本的。

b) 本次研究符合原知情同意的许可条件。

c）患者/受试者的隐私和身份信息得到了保证。

⓫ 在邀请患者参加研究时，必须向其告知哪些信息？

答：在邀请患者参加研究时，必须向其告知以下信息，并让其有充分的时间考虑是否愿意参加研究。这些信息包括：为什么要进行这样的研究？将有多少人参与这项研究？本项研究包括哪些内容？本项研究会持续多久？参加本项研究的风险/获益如何？是否一定要参加并完成本项研究？参加本项研究的费用和补偿如何？参加该项研究是否可以获得报酬？若发生相关伤害，如何处理？信息会保密吗？如果有问题，该与谁联系？

⓬ 知情同意要注意哪些事项？

答：（1）知情同意应符合完全告知、充分理解及自主选择的原则。

（2）知情同意的表述应通俗易懂，适合该参与对象群体的理解水平。

（3）对如何获得知情同意有详细的描述，包括明确由谁负责获取知情同意，以及签署知情同意书的规定。

（4）在研究过程中，听取并答复患者或其代表的疑问和意见。

（5）由患者或其法定代理人在知情同意书上签字并注明日期，执行知情同意获取过程的研究者也需要在知情同意书上签署姓名和日期。

（6）应将获得知情同意的过程和患者签名的知情同意书记录在患者的病历上，并注明日期。

第十二章

设施管理及安全(FMS)

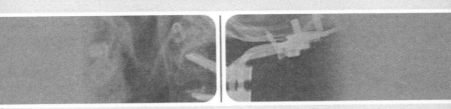

FMS.1—FMS.2　领导和规划

❶ 医院是否有遵守相关法律、法规和设施检查的规定？

　　答：医院遵守相关法律、法规和设施检查（例如消防、电梯等）的规定，并定期向相关机关申报。

❷ 为避免患者、家属和其他人员可能面临的风险，医院制订了哪些风险防范的计划？ 在哪里可以查阅到这些计划？

　　答：医院制订的风险防范相关的计划包括医院紧急应变管理计划、公用设施管理计划、安全与保卫计划、有害物质和废弃物管理计划、消防安全管理计划及医疗科技管理工作计划。这些计划可在医院内网上查阅到。

FMS.4　安全与防护

❶ 当水电系统和医疗气体系统出现故障时，分别向哪个科室报修？

　　答：当医用气体系统出现故障时，拨打设备维修内线电话；当水电系统出现故障时，拨打总务维修内线电话。

❷ 身份识别管理基本原则是怎样的？

　　答：依据《身份识别与员工胸牌管理规定》：

　　（1）医院内身份识别管理主要分为员工衣着管理与胸牌管理，本院工作人员应通过衣着及胸牌来确定身份。

　　（2）凡在医院内上班期间，员工必须穿工作服、佩戴工作证，以方便员工之间相互识别，也方便患者对员工进行身份识别。

（3）外来厂商来院维修或短期务工,需由主管科室向保卫科领取外来人员工作证。

（4）为防止外来人员冒充我院职工身份,可拨打人力资源部电话确认。对形迹可疑者,立即报告保卫科进行处理。

❸ 门禁如何管理?

答:门禁管理制度相关内容如下。

（1）对全院院区的主要出入大门实行门禁管制,其中南大门为院区主要出入口(24小时开放),保安人员全天候于警务室值勤;西大门24小时禁止车辆通行,但应急车辆除外,而行人、非机动车24小时通行;北大门于22:00－6:00关闭,白天开放。

（2）每天22:00－6:00,住院楼、急诊楼住院处及感染楼住院处的各出入口由保安值勤,禁止没有陪护证的人员进入病区(除患者发生特殊情况外);其他各大楼(除行政楼外)的出入口关闭,禁止外来人员闯入。

（3）病区发放陪客证,护理人员要向患者及家属宣导门禁管理,每日21:30由护理人员向患者家属通知探病时间已到。22:00为探病最后时间,只有持有陪客证的家属可陪护患者。

（4）对每个患者只能发一张陪客证。每天22:00－6:00,凭证进出病区。

（5）在新兴传染病的传播期间,在2号楼(急诊楼)设置发热筛检站,在1号楼(门诊楼)进行发热筛检。如筛检发现有发热情况,立即送至13号楼进行看诊。

(6)对手术室、分娩室、ICU、检验科、血透室、食堂、各住院病区治疗室及垃圾房、各楼楼顶设置门禁。其中,分娩室、检验科、食堂为独立门禁。独立门禁密码由本科室自行设定,并间隔一定期限进行密码更新,以防密码外泄。

(7)其他科室门禁权限统一由动力科根据各科室要求进行分配。

(8)动力科在门禁开放权限过程中,首先要打电话询问科室负责人,该员工是否为该科室员工,确认身份后才可开通门禁权限;当员工离职时,由人事部门负责回收门禁卡。

(9)ICU在每天15:30－16:00安排保安人员在门口执勤管控患者家属探视的时间及人数,除此时间外,不准家属进入ICU病房。

❹ 当病区婴儿突然失踪时,如何应急处理?

答:(1)医护人员当发现或接到报告在病区有婴儿失踪时,应立即电话通知消防监控中心(8×××),并向消防监控中心值班人员说清楚婴儿失踪的地点及婴儿的特征、穿着和包巾的颜色等。

(2)消防控制中心值班人员立即启动消防广播系统,通报内容为"楼号＋全院666"。

❺ 院内紧急呼叫有哪些广播代码?

答：(1) 火灾：楼号＋地点＋全院绿色。

(2) 急救事件：地点＋999。

(3) (急诊)大量伤患：急诊333。

(4) 婴儿失窃：楼号＋全院666。

(5) 暴力事件：楼号＋地点＋状态红色。

6 遇暴力事件，如何应对？

答：现场医护主管应根据实际情况，立即通知监控中心（8×××），并且拨打110请求支援，就近通知保安，同时全院广播"楼号＋地点＋状态红色"(3次)。值勤保安人员应在5分钟内集结至事发地点，并携带好防暴装备，保障医护人员及患者的安全。

FMS.4.1　安全与防护

1 在医院内发生跌倒、割伤及撞伤等意外事件时，该如何处置与通报？

答：(1) 根据损伤情况采用合适的搬运方法。

(2) 评估生命体征，根据需要选择治疗和护理方案；并报告医生和护士长。

(3) 在医院内网上报医疗安全不良事件。

(4) 员工在发现引起患者跌倒等的高危环境和设备因素时，应及时通知总务科或设备科。

(5) 护理部、总务科进行调查，每月汇总报医评办，医评办根据不良事件的严重度评估提出改进建议，报医院质量与安全委员会批准后由相关部门执行。

FMS.5 有害物质

❶ 易燃性液体或可燃性气体可以与氧化性物质摆放在一起吗?

答:不能。如酒精与过氧化氢不能摆放在一起。

❷ 易燃易爆类化学品该如何存放?

答:易燃易爆类化学品应使用不可燃容器盛装(如铁箱或防爆柜),防止发生泄露而造成火灾。

❸ 安全数据表应多久更新1次?

答:安全数据表应3年更新1次。

❹ 有害物质标示卡内容应包含哪些项目?

答:有害物质标示卡内容应包含物品名称、GHS图标、危害警告、少量泄漏处理、危害防范措施及应急电话。

❺ 科室内是否有有害物质清单?

答:若有有害物质,则请提供清单;若没有有害物质,则回答"没有"。

❻ 各科室更新有害物质清单的频率如何?

答:当有害物质的种类和数量发生改变时,应立即更新有害物质清单;若没有发生改变,则每年更新1次。

❼ 请问SDS是什么?

答:SDS(Safety data sheet),即安全数据表。

❽ 科室内有危害化学品的,是否有提供安全数据表(SDS)?

答:(1) 有有害物质:请提供SDS备查。

(2) 没有有害物质:回答"没有"。

❾ 毒性废弃物包括哪些内容?

答:毒性废弃物包括福尔马林、废液(含残留环氧乙烷的气体罐)等。

❿ 用剩的化疗药品属于哪一种废弃物,怎么丢弃?

答:用剩的化疗药品属于基因毒性废弃物,用双层红色塑料袋扎紧(为防止挥发,要用双层袋)后丢至基因毒性废弃桶。

⓫ 贵单位有几种有害物质,请问有害物质泼洒后如何处理?

答:根据科室有害物质清单来回答。

泼洒处理:对每种物质都贴有标示卡,标示卡上有介绍该危害物质泄漏时的处理方法。同时,在危害物质的安全数据表(SDS)中第六部分——泄漏应急处理章节中有对应有害物质泄漏的处理方法。

FMS.5.1 有害物质

❶ 化疗药品洒落处理流程如何?

答:在病房区域发生化疗药品洒落事件时,现场立即进行管制,打开配备的溢出包,按标准流程进行处置,并通知保洁人员前来协助。

❷ 若发生化学药品泄漏,则员工如何处置?

答:(1) 当危险化学药品溅洒污染人体时,立即使用紧急冲淋装置或洗眼器进行冲洗。

(2) 尽可能限制溅出的蔓延,并将污染区域隔离,以防影响他人,必要时撤出该区域。

（3）向防保科（内线6×××）汇报以下内容,并由其决定是否需要请专业技术部门处理:①溅洒液的名称、性质及范围;②准确地点;③涉及人员;④在医院不良事件报告系统中按公共事件进行上报。

❸ 在发生过氧化氢（H_2O_2）泄漏时,如何处理?

答:当供应室与病理科使用的高浓度过氧化氢液（30%）发生泄漏时,处理人员应佩戴好防护眼罩、手套,用溢出包中的吸水纸吸收处理;也可以用大量水冲洗,稀释后放入废水系统。当临床单位使用的低浓度过氧化氢液（3%）发生泄漏时,用抹布、拖把擦拭即可。

❹ 当发生甲醛泄漏时,如何处理?

答:当发生小范围甲醛泄漏时,应立即取出溢出包,严格按照溢出包中的流程图示范进行处理,处理完毕后按照不良事件上报。若发生大范围甲醛泄漏而无法处理时,联系防保科协助处理（内线电话6×××）。

❺ 当发生煤气泄漏时,如何处理?

答:当食堂工作人员发现煤气泄漏时,应马上开窗通风,先进行手动止漏及关闭开关,立即通知食堂主管;若无法以手动方式关闭煤气管线的泄漏,食堂应立即报告总值班,由总值班组织总务科及保卫科人员协助处理,并疏散用餐人员及管制火源。

FMS.6 灾害应急

❶ 停电应变流程如何？

答：根据《公用系统管理计划》《停电应急预案标准规范》，停电应变流程如下。

（1）当单路停电时：由动力科切换电路，恢复供电。

（2）当双路停电时：即只靠两台发电机发电维持时，应注意以下几个方面。①各科室停止使用空调、热水器；②全院广播以及全院短信宣传节约用电，降低发电机负荷。

（3）当一台发电机完好，而另一台发电机发生故障时：①同双路停电时的注意事项；②根据发电机负荷，停止非医疗用电（食堂、宿舍楼等），优先保障医疗用电。

（4）当发电机发生故障，双路停电时：①紧急调拨供电局发电车进行援助；②重症科室做疏散应变；③我院EPS、UPS对重症科室至少供电30分钟。

❷ 医院应急预案有哪几项？是否每年进行预案演练？

答：（1）医院应急预案有针对火灾、停水、停电、公共卫生事件、大量伤患、暴力事件、急救事件、婴儿失窃及危害物质泄漏等几种情况。

（2）每年至少演练1次。

❸ 医院内管理应急工作的机构是什么？

答：风险与危机管理委员会。该委员会负责管理医院应急工作，办公室设在院办，日常工作由院办负责。

❹ 当急诊遇大量伤员时,如何启动与执行应变程序?

答:(1) 依据急诊科大量伤员应变作业程序进行紧急救护,全院广播"急诊333"。

(2) 各组支援人员到急诊科集结区集中。

(3) 由医务科主任或总值班任现场总指挥,由急诊科主任任现场指挥官,安排各抢救小组履行相关职责。

❺ 贵医院的风险事件有哪些,是如何评估的?

答:(1) 我院2015年风险事件(按风险等级从高到低排序)包括:①暴力袭击事件(急诊);②内部火灾;③停电;④新发传染病;⑤大量伤患;⑥有害物质小规模外泄。

(2) 2016年高风险事件(按风险等级从高到低排序)包括:①暴力事件(全院);②新发传染病;③停电;④台风。

(3) 利用危害脆弱性分析(HVA)风险管理工具进行风险分析、排序,以确定以上风险事件。

❻ 你所在科室2015年高风险事件都有哪些,如何评估?

答:回答你们科室排序处于前两位的风险事件,举例说明。如急诊科排名前两位的风险事件为暴力事件和大量伤患。根据科室实际特点,如所处位置、病源不同等,讨论科室可能存在的风险事件;再应用危害脆弱性分析(HVA)工具进行风险评估,根据得分排序,确定科室高风险事件。

❼ (请问医学装备部、药剂科和后勤)当急诊科遇大量伤患时,要送多少物资至急诊科应急?

答:支援物品:根据伤员病情所需,护士长迅速通知相关科室按清单将所需物资和药品供给至急诊科(参见《急诊科大量伤员应变作业程序》)。

（1）供应中心负责将所需各种消毒包送至急诊抢救大厅护士站。

（2）后勤物资(如被、枕和毛巾等)由总务仓库人员送至急诊抢救大厅护士站。

（3）一次性耗材由材料仓库人员送至急诊抢救大厅护士站。

（4）急诊药房将急诊抢救大厅中A、B区患者需用药物送至急诊抢救大厅护士站。

（5）设备科将应急设备送至急诊抢救大厅护士站。

FMS.7 消防安全

❶ 当科室发生火灾时,由谁担任现场指挥官？ 当护士长不在时,由谁担任现场指挥官？

答:当科室发生火灾时,由护士长担任现场指挥官;如护士长不在,则由科室最高主管担任现场指挥官,启动科室应急预案,统筹各编组,随时准备疏散。

❷ 如何使用灭火器？

答:使用口诀(拔、握、压)灭火。拔:拔下保险销;握:握住软管;压:压下手柄灭火。

❸ 当医院发生火灾时,在什么样的情况下,你应该开始撤离现场？

答:(1) 当白烟变黑烟时。

(2) 火焰高度高于一个正常人(1.6m左右)。

(3) 当喷完一罐灭火器仍无法灭火时。

❹ 贵院的撤离地点在哪里?根据自己的楼宇号说出楼宇对应的火灾集结点。

答:(1) 1、3、4和5号楼:中央花坛。

(2) 2号楼:2号楼前小广场(停车场)。

(3) 6、7、10、11和12号楼:液氧站东边草坪。

(4) 9号楼:9号楼南边道路。

(5) 13号楼:13号楼南边停车场。

❺ 当发生火灾时,在自卫消防编组中,你的任务是什么?

答:(1) 通报安全防护班:拨打院内消防监控中心电话(8×××),通报:"我是××科×××,现在××楼××边发生火灾,请广播'全院绿色'3次。"关闭防火门,关闭不必要的电源,并于患者完成氧气切换后切断科室氧气阀门;有必要时,给患者换成小氧气钢瓶供氧,关闭氧气阀门切断科室氧气。

(2) 灭火班:强压就近警报器,使用最近消防栓及灭火器实地灭火。

(3) 疏散引导班:疏散科室内及周边人员,并分发活性炭口罩及告知最近疏散避难方向,疏散后随手关闭防火门。

(4) 救护班:若有人员受伤,则将受伤病患撤离灾害现场后施以必要的急救,并协助送医。

❻ 紧急疏散原则如何?

答:紧急疏散应当遵循先人后物的疏散原则(有独立行动
　能力的患者先行撤离;其次,撤离轻伤需要搀扶的患
　者;最后再撤离重伤无法行动的患者),并且先水平后
　垂直疏散。

❼ 科室内的防火区划以哪里为界线?

答:科室内的防火区划以防火门或防火卷帘(按现况回答)
　为界线。

❽ 医院近1年内是否有发生过火灾,其灾害原因为何?

答:无。

❾ 你接受过哪些防火安全训练?

答:我接受过消防理论培训,灭火器、消防栓使用方法及消
　防设施位置的培训,科室火灾应急演练。

❿ 火灾应对总则是什么?

答:火灾应对总则(RACE):①救援;②报警;③限制;④灭
　火/疏散。

⓫ 火灾应急通报流程如何?

答:(1) 大声呼喊"着火了,着火了"(若发现病室内着火,
　则优先将患者移出着火的房间)。

　(2) 就近按下火灾报警按钮,启动消防警铃,拨打消防
　监控中心电话(8×××),通报内容为"我是×××科,
　现在××楼××边发生火灾,请广播'全院绿色'3次"。

　(3) 启动自卫消防编组。

⑫ 在听到火灾广播之后,其他科室如何支援?

答:在听到火灾广播后,火灾发生的上两楼层、下一楼层人员不动,并立即关闭防火门,其他科室各支援人员1名。

FMS.7.1 消防安全

❶ 科室内多久举行1次防火演练? 今年,你是在什么时间参加演练的? 今年院级消防演练的时间是何时?

答:科室每年至少举行1次防火演练。今年,我参加演练的时间是在×××(根据科室实际时间回答)。医院一年会有4次全院等级演练。2015年,我院的演练时间包括:3月,内六科演练;9月,急诊抢救大厅演练;11月,骨科演练;12月,手术室演练。科室级演练也至少有1次。选择其中1次参与。

FMS.7.2 消防安全

❶ 医院各部门及员工在控烟制度执行方面的职责分别是什么?

答:《控烟制度》在各科室实行科主任、护士长负责制,开展禁烟宣传、监督和管理工作。医院的禁烟巡查员由全体保安、保洁和服务台人员担任,负责院内巡查,及时劝阻和纠正违规行为,发现烟头及时处理。

❷ 如果发现有人在医院内吸烟,你会怎么做?

答:首先礼貌劝阻,说明本院是无烟医院,在医院内所有区域禁烟,若有烟瘾请到医院外吸烟。如是烟瘾特别严重、癌症末期及临终患者等,则可以放宽限制,先劝导用电子烟、戒烟贴替代;病情允许者由家属或医护人员护送至院外吸烟;病情较重者可自备尼古清替代治疗(电子烟、戒烟贴及尼古清等可在当地药店购买)。

❸ 医院有室外吸烟区吗?

答:没有。因为本院是无烟医院,所以在医院内所有区域全面禁烟。

FMS.8 医疗技术

❶ 生命支持及抢救用医疗设备在初次使用时需做哪些安全检查,需要有记录吗?

答:生命支持及抢救用医疗设备在初次使用前须进行性能检测与电气安全检测,检测记录保存在医学装备部。

❷ 对患者自带仪器的管理规范如何?

答:本院不允许患者自带医疗设备用于临床使用。

❸ 除颤仪多久检查1次?

答:每天1次。

❹ 你能做除颤仪开机自检吗?

答:能。

❺ 除颤仪现场检测操作(举例)。

答:(1) 日本光电除颤仪检测程序:断开电源→将功能旋钮转至基本测试→按"OK"屏幕提示下方的导联选择键自动充电270J→屏幕显示"充电完"和"270J"信息,双手同时按下手柄上的放电按钮→查看心电图纸上检测结果、核对日期、确认打钩内容并签名→关机,连接交流电源。

（2）有没有儿童电击板？有。现场按下电极板组前方的锁扣,同时向前拉出成人的电极板即可。

FMS.8.1　医疗技术

❶ 当发生医疗器械不良事件时,应该如何处理?

答:医疗器械不良事件是指获准上市的、合格的医疗器械在正常使用的情况下发生的,导致或可能导致人体伤害的任何与医疗器械预期使用效果无关的有害事件。

　　在发生医疗器械不良事件后,应立即停用该医疗器械,并通过医院内网填写《可疑医疗器械不良事件报告表》,向医学装备部上报。医学装备部在核实具体信息后,在国家食品药品监督管理总局网站上报。

❷ 在医疗设备发生故障时,应采取什么措施?

答:临床科室在使用医疗设备时,若遇到设备故障,应及时报修,报修电话为6×××。在报修时,应阐明报修科室与故障设备;并应立即将故障设备拖离服务区,并挂上"设备故障停用"标示牌。

❸ 医疗设备日常如何养护?

答:医疗设备日常按三级保养执行,由临床科室使用人员、医学装备部工程人员及厂家工程师分别实施。临床使用人员根据《医疗设备一级保养登记本》要求实施并登记。

FMS.9 公用设施系统

❶ 管制使用的电器在何种情况下才能使用?

答:(1) 非医院购入的电器产品,一律不准在医院内进行使用。

(2) 管制使用的电器,须经动力科评估并登记后,发给准许使用的"管制电器用品"标签;如有改动,须通知动力科重新评估,待评估通过后方可使用。

(3) 对于管制使用的电器,使用人员须严格按照《产品使用说明书》进行使用;在使用电热水壶、微波炉时,使用者必须在旁,不得随意离开,使用后应及时切断电源。

❷ 医院内管制使用的电器有哪些?

答:医院内管制使用的电器有电热水壶、电取暖、微波炉、电磁炉、延长线、电风扇、电热水器及电吹风。

FMS.9.2 公用设施系统

❶ 医院如何降低供水或供电中断时的风险?

答:本院制订了紧急应变管理计划、公用系统管理计划、停电应急预案标准规范及停水应急预案标准规范,并依计划和预案执行管理与应变,以降低风险。

FMS.11 员工教育

❶ 在《公用设施管理计划》中,医院如何落实员工教育?

答:(1) 停电演练≥4次/年。

（2）停水演练≥4次/年。

（3）停气演练≥1次/年。

（4）全院性火灾演练≥4次/年,每个科室每年至少1次。

（5）紧急情况氧气阀门操作教育训练。

（6）消防安全知识培训,每年每人1次。

❷ 有没有患者需要吸氧? 如果发生火灾,你需要关氧气,该如何关?

答:[根据实际回答"有"或"无";引导评审委员到关闭气源的管道间现场示范操作。]

不同的科室有不同的氧气关闭方法,大概分为两种情况。

（1）第一种(大多数科室):关闭某个科室氧气,引导评审委员到分流箱处,现场操作,打开箱门,关闭分流阀门(如住院部各科室、急诊胸外科及急诊骨科)。

（2）第二种(少数科室):引导评审委员到关闭气源的管道间现场示范操作:打开管道井门→打开二级稳压箱盖→把左右开关"1""2"(红色标识)拧紧,切断氧气(这样就关闭了一个楼层的氧气,如急诊抢救大厅和输液室)。

第十三章

人员的资质和教育（SQE）

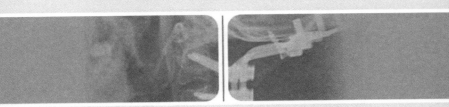

SQE.1.1　规划:对应政策为《岗位说明书制定制度》

❶ 医院有关于岗位说明书的制度吗?

答:有,《岗位说明书制定制度》。

❷ 在哪里可以找到自己的岗位说明书? 请说出自己岗位说明书中的工作职责。

答:岗位说明书存放在人力资源部员工个人档案和科室岗位说明书资料夹内。(要求记住自己的工作职责。)

❸ 岗位说明书多久修订或确认1次?

答:依据《岗位说明书制定制度》,岗位说明书在签订后,每年更新1次;新进员工在入职后1周内签订岗位说明书;但遇到转岗、工作内容改变时,需在1周内签订新的岗位说明书。

SQE.2　人员招聘、评估、任命:对应政策为《员工招聘办法》

❶ 医院的招聘程序如何?

答:根据年度人力编制计划→上报卫计局→公开招聘信息→报名→资格审查→考核→体检→公示→学历、工作经历及执照查验通过→入职。

❷ 医院员工的首次聘任(任命)流程如何?

答:员工在入职前,其学历、经历及执照经查验属实,再由科室主管及分管院长进行审核并签署聘任表后,才能被聘任为本院员工并签订合同。

❸ 怎么证明你有能力为患者提供服务或胜任目前的工作？

答：（1）查验员工的学历、工作经历及执照等。

（2）对新进员工，在入职后1个月内进行院级岗前培训及考核；进入科室进行科室岗前培训及考核。对新进卫技人员（护士、医生、医技人员），需增加部门级（医务部/护理部组织的）岗前培训及考核（将岗前培训记录单放入员工个人档案）。

（3）试用期为3个月，期满进行试用期考核，考核通过，成为正式员工。

（4）每年进行1次年度评价考核，由主管考核该员工是否达到所需的专业能力。

SQE.3—SQE.4　临床人员聘用/非临床人员聘用：对应政策为《员工考核办法》

❶ 医院是怎样对新进员工进行考核的？

答：（1）对新进员工，在入职后1个月内，进行院级、部门级岗前培训及考核；进入科室进行科室岗前培训及考核；3个月内完成急救培训及考核。

（2）试用期为3个月，期满进行试用期考核，员工填写《试用期考核表》（从医院内网人力资源界面下载）并完成自评部分，科室主管对其工作职责和综合能力进行考核，由分管院长复核。

SQE.3、SQE.4、SQE.11 临床人员聘用/非临床人员聘用、持续监控和评估医务人员:对应政策为《员工考核办法》《医师年度考核办法》《医师续聘办法》

❶ 怎样对在职员工进行考核,考核内容包括哪些?

答:(1) 医师:每年1月进行医师年度考核;每隔3年,于当年6月进行医师续聘考核。医师年度考核内容包括行为规范(Behaviors)、工作职责(Work reponsibilities)、专业成长(Professional growth)及临床结果(Clinical results)。医师续聘考核内容包括资质证书有效期查验结果和前3年医师年度考核结果。

(2) 护理及其他人员:每年1月进行员工年度评价考核。考核内容包含重要事迹、缺失事项举例、工作职责、绩效因素评估、质量与安全考核、直属主管面谈记录及综合评核。

❷ 临床结果指标评核分为哪些?

答:临床结果指标评核分为全院型指标监测、部门型指标监测和个人指标监测。不合格项目必须按照PDCA方式做好改善。

❸ 医师续聘考核如何进行? 包含哪些内容?

答:(1) 人力资源部每隔3年于当年6月初公布医师续聘时间安排及相关事宜。

（2）医师提出申请,填写《医师续聘评核表》内容的基本情况。

（3）人力资源部与相关部门对每位申请医师进行证书复审。

（4）科室主管对本科室医师《医师续聘评核表》进行评核,并签署意见;员工本人签署意见;分管院长对评核结果进行审核。

（5）若资质证书审核和评核结果有一项不通过,则不予以续聘。医师续聘考核内容包括个人基本情况、资质证书查验结果、前3年医师评核结果、科室主管建议、员工个人意见、上一级主管意见及分管院长意见。

❹ 医师续聘考核合格条件有哪些?

答:医师续聘考核合格条件:医师资质复查通过,3年考核合格。

SQE.5 员工档案:对应政策为《员工个人档案管理制度》

❶ 在JCI评审时,员工资料审查包含哪些内容?

答:（1）员工个人信息表,包括工作经历及查验记录。

（2）身份证、学历、学位证书的复印件及查验记录。

（3）专业执照证书、特殊岗位执照的复印件及查验记录。

（4）岗位说明书。

（5）岗前培训记录单。

（6）试用期考核表。

（7）急救证书的复印件。

（8）员工在职教育情况（员工教育手册/护士培训项目清单）。

（9）医师首次授权项目表。

（10）医师续聘评核表。

（11）医师授权展延项目表。

（12）员工评价考核表(年度)或医师年度考核表。

（13）体检报告。

SQE.6　员工配置战略：对应政策为《人力编制政策》《人力编制计划》

❶　主管如何申请人力增编?(请主管回答)

答:（1）每年11月,由科室主管填写《科室人员需求申报表》,包括新增岗位或缺编岗位人员需求。

（2）对新增岗位人员的需求必须附上岗位说明书,并交给人力资源部。

（3）护理人员向护理部提出申请,医生向医务科提出申请,医技科室和行政后勤科室人员向人力资源部提交《科室人员需求申报表》。

（4）人力资源部汇总人员需求数,会同相关部门讨论拟定,报院长办公会议审核通过后,制订年度人力编制计划,按照编制计划招聘人员。

SQE.7　岗前培训：对应政策为《员工岗前培训制度》

❶ 在你初次入职时，医院是否组织过岗前培训，培训内容有哪些？（或问：在员工就职时，基本的教育训练包括哪些？）

答：有。新员工在入职后1个月内参加由全院级、部门级（医务部、护理部组织）和科室级组织的岗前培训。培训的内容分别简要介绍如下。

（1）全院级（医疗、医技、护理及行政后勤人员）岗前培训的内容：医院总体情况；医院文化、规章制度；职业道德及医学伦理教育；患者安全及质量促进教育；医疗安全和患者权利；消防安全、用电安全；院内感染控制；员工保健及职业防护；信息管理与信息安全；爱婴医院管理与母乳喂养知识培训；急救培训。

（2）部门级（医疗、医技及护理）岗前培训的内容：重点是与本部门有关的特定工作内容。①医疗和医技人员培训由医务科组织，培训内容有医疗规章制度、疼痛评估教育、休克早期预警系统（SEWS）、临床用血管理、病例书写规范、住院医师规范化培训制度及处方规范化培训。②护理人员培训由护理部组织，培训内容有疼痛评估教育、休克早期预警系统（SEWS）、护理病历书写、护士条例、医院护理部介绍、护理部核心制度、护理安全与不良事件的防范、护士礼仪与职业道德。

（3）科室级岗前培训的内容：①由科室主管对新进、轮岗及转岗员工进行科室管理制度、工作范围、劳动纪律、岗位职责、质量改进、各类有害物质及废弃物、环境设备及安全条例等相关知识的培训。②由科室主管、带教老师对新员工进行工作流程和操作规程等方面的培训,经培训考核合格,且在入职3个月后,经试用期考核合格,方可独立工作。

(4) 进修人员/实习人员岗前培训的内容:①医院总体情况介绍;②医院文化、规章制度介绍;③职业道德及医学伦理教育;④患者安全及质量改进教育;⑤消防安全、用电安全;⑥院内感染控制;⑦员工保健及职业防护;⑧信息管理与信息安全;⑨急救培训。

(5) 外包服务公司员工岗前培训的内容:①医院总体情况介绍;②患者安全与质量促进教育;③消防安全、用电安全;④院内感染控制;⑤员工保健及职业防护;⑥急救培训。

❷ 如何给员工做科室级岗前培训?(请主管回答)

答:新进员工在入职后1个月内完成科室级岗前培训,并通过现场提问、试卷答题和操作考核方式对其进行考核。培训内容包括行政组织结构及环境、劳动纪律、岗位职责、质量促进、环境设备及安全条例(消防安全设施、措施,有害物质和各类废弃物的分类及处理方式)、科室管理制度、工作范围、常见检查项目准备、常见的仪器操作、医疗(护理)操作技术及应急处理(停电、停水及停气预案)。

SQE.8 员工在职教育和培训：对应政策为《员工在职培训制度》《员工教育及进修计划》《继续医学教育学分授予与管理办法》《住院医师规范化培训管理制度》

❶ 你接受过哪些在职教育？

答：（1）必修课程包括：入职时的岗前培训，每2年1次的急救教育训练，还有每年的灾害应急、火灾应急及自卫演练、有害物质防范、职业暴露防范、患者安全、感染管制、传染病防治、伦理教育、患者权利、生命末期教育、疼痛评估及医疗仪器等培训。

（2）专业课程包括：①初级卫技人员参加专业培训及科室业务学习，必要时外出进行本专业技术进修培训。毕业后的实习医生参加住院医师规范化培训。②中级职称以上卫技人员参加继续医学教育获得学分（每年至少25学分），必要时外出进行本专业进修培训。护理人员尚需参加护理部组织的护士分层培训。

❷ 你如何查询有哪些年度必修课程，以及自己必修（公共）课程的完成状况？

答：在医院内网上，可以查询《员工教育训练及进修计划》，可以知道有哪些年度必修（公共）课程；在《员工教育手册》中有列出必修课程科目，科目完成培训后由组织部门授课老师盖章确认。

❸ 你如何查询你在医院内及医院外的教育训练记录？

答:医院内及医院外的教育训练和进修记录可到科教科/护理部查询,也可通过《员工教育手册》《护士培训项目清单》、浙江省住院医师规范化培训系统查询住院医师规范化培训完成情况,通过浙江省继续医学教育学分管理系统查询继续医学教育完成情况。

❹ 在你所接受的教育训练中,哪些属于科室特殊知识或技能的训练?

答:(1) 各科室专业知识、技能的教育训练。

(2) 各科室特殊设施设备、医疗仪器操作培训。

(3) 特殊岗位上岗证培训。

SQE.8.1 心肺复苏培训:对应政策为《员工急救培训考核制度》

❶ 你是否接受过心肺复苏培训,证书在哪里,有效期为多久?

答:是。证书挂在胸牌内,复印件存放在个人档案,范围包括基础生命支持(BLS)、高级心血管生命支持(ACLS)和儿科高级生命支持(PALS)。它们的有效期都是2年。

❷ BLS培训的程序为何?

答:新进员工(包括实习人员、外包人员)在进院3个月内完成BLS培训和考核并取得证书,证书的有效期为2年。人力资源部汇总新进员工名单后转交科教科/护理部,由科教科/护理部安排相关人员进行BLS培训并考核,合格后颁发BLS证书。

SQE.8.2　员工健康和安全计划:对应政策为《员工健康体检制度》

❶ 医院多久帮员工做1次体检?

答:新进员工在入职前须通过新进员工体检;在职员工1年做1次体检。

SQE.10　医务人员临床专业权限分配:对应政策为《医生授权管理规定》

❶ 医生首次授权如何进行?

答:(1) 医生填写《医生首次授权项目表》,申请首次医疗授权的一般项目及特殊项目。

(2) 由科主任进行首次授权考核(评估申请医生的学历、资格、执业上岗证书、急救证书及执行医疗授权项目的能力)。

(3) 经医师资格与授权管理委员会审核通过后,才给予首次医疗授权。

(4) 各科《医生首次授权项目表》的一般项目及特殊项目内容不同,由各科全体医生共同讨论决议产生。

❷ 你如何查询每位医生的医疗临床授权项目?

答:在医院内网上,首页/快速搜索/医生授权汇总表/查找个人信息。

SQE.12 医务人员再次任命及临床专业权限续期:对应政策为《医生授权管理规定》《医生续聘办法》

❶ 请说明医生授权流程和授权日期。

答:(1)授权流程:

　　a)首次授权:由医生本人先填写首次授权项目表,包括一般项目、特殊项目和其他授权;后填写首次一般项目和特殊项目考核表;经科主任考核通过,并经医师资格与授权管理委员会审核通过后,给予授权。

　　b)授权展延:医生先填写临床授权展延项目表,包括一般项目、特殊项目和其他授权;后填写特殊项目授权展延考核表;经科主任考核及医师资格与授权管理委员会审核后,给予授权。

(2)授权日期:由医生本人申请,经科主任确认签名,经医师资格与授权管理委员会审核并给予授权,每3年1次。

❷ 医院有无批准授权的实例?

答:有。如妇科×××医师因"宫腔镜下手术"年手术量未达到所要求的例数,且本人为初级职称的医师,经医师资格与授权管理委员会讨论,决定取消其他特殊项目的授权。

❸ 医生授权展延如何做?

答:(1)医生需先接受3年1次的续聘考核,在通过续聘考核的同时,可取得再次一般项目授权及特殊医疗授权展延申请资格。

（2）医生若想要取得特殊项目授权展延，则需提出申请及通过"特殊项目授权展延考核表"的相关考核，并经科主任、医师资格与授权管理委员会核准后，才能执行特殊项目。

（3）特殊项目的考核指标由科内全体医生共同开会讨论拟定，并经医务科审查，由分管院长核准实施。

❹ 授权有几个时间节点？

答：（1）医生考核每年1次。

（2）医生首次授权随时进行。

（3）医生首次授权失败后，经3个月培训后可再提出申请。

（4）医生续聘考核每3年1次，评核结果有一项不通过不予续聘，则医疗授权项目不得再授权，医师资格与授权管理委员会随即发出授权终止通知至本人。当医生因续聘考核未通过而终止授权时，其信息系统的医疗授权项目将被停止，医生将无法在医院内执行医疗业务。

（5）医生通过续聘考核后方可申请授权展延。

（6）医生授权展延失败或授权终止后，经学习、培训，3个月后可提出恢复授权申请。此时，按首次授权程序进行，经科主任考核通过，并经医师资格与授权管理委员会审核通过，才可以恢复医疗项目的授权。

SQE.15　其他医疗从业人员：对应政策为《员工资格认证制度》

❶ 如何确认员工具备医疗设备操作资格？

　　答：首先，员工的学历、专业职称及工作经验需经查验通过；再者，通过岗前培训和试用期考核。科室级岗前培训的内容包括常见的医疗仪器操作培训。在通过科室级岗前培训后，可以确认该员工具备医疗仪器操作资格。特殊科室（如放射科、超声科、血透室、高压氧及检验科）的医务人员需取得对应的医用仪器操作上岗证，才能确认该员工具备医疗设备操作资格。

第十四章

信息管理(MOI)

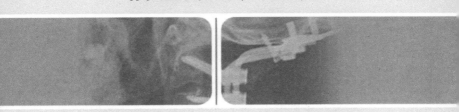

MOI.2 维护信息隐私、保密性和安全性：对应政策为《信息保密管理制度》《计算机网络信息安全管理制度》《医院信息系统权限管理制度》

❶ 本院的保密信息包括哪些？

答：（1）患者的基本信息、健康信息及诊疗信息等涉及患者隐私的所有信息。

（2）医院内部掌握的合同、协议、意见书、可行性报告及重要会议记录。

（3）医院统计部门的统计报表，信息系统的各类统计信息及基础数据，信息系统的数据与信息，以及各类密码等。

（4）医院决定的尚未公开的各类信息。

（5）各种法律证据。

（6）其他经医院确定应当保密的事项。

❷ 当你离开操作的电脑时，该如何做？

答：当离开操作的电脑时，应及时退出系统或注销登录，防止信息泄漏。

❸ 为避免账号及密码被盗用，该如何设置密码？

答：为避免账号及密码被盗用，密码长度不少于6位，可以数字与字母结合使用，每隔90天或在更短时间内重设密码，对有疑问的密码应及时修改。

❹ 在电梯里可以谈论患者的病情吗？

答：不可以，在公共场所不讨论患者的病情。

❺ 用户账号可转借给他人使用吗?

答:不可以。若操作用户临时不在岗,且有紧急重要的业务需要用其权限进行处理,则可以由该用户的主管将该用户的权限临时授予其他用户;待操作用户回岗后,取消临时授予的权限。

MOI.3　医院决定记录、数据和信息的保留时间:对应政策为《病历保存和信息安全制度》

❶ 医院如何决定数据和信息的保留时间?

答:(1) 依据国家档案管理规范。

(2) 依据医疗机构管理办法。

(3) 依据病历管理规范。

(4) 摘要说明管理重点。例如:住院后超过30年未至本院就诊者的病历,须依法销毁;但未成年者的病历,须保存至其成年后30年。门(急)诊病历原则上由患者保存。医疗机构建有门(急)诊病历档案室或者已建立门(急)诊电子病历的,患者门(急)诊病历可以由医疗机构负责保管。人体试验、罕见疾病及经医师认定具有研究价值的病历,须整本永久保存。

❷ 医院病历因医疗活动或复印等需要而带离病区时,应由谁负责携带和保管?

答:由病区指定专门人员负责携带和保管,如病区护士、病历质控员及诊疗组长。

❸ 病历应该保管多长时间？

答：（1）门（急）诊病历由医院保管的，保存时间为自患者最后1次就诊之日起不少于15年。

（2）住院病历保存时间为自患者最后1次住院出院之日起不少于30年。

❹ 医院如何防止信息外泄与确保数据完整？

答：（1）依据信息保密管理制度、计算机网络信息安全管理制度与医院系统权限管理制度，维护本院的信息安全和数据完整性。

（2）执行信息保密守则，如权限管理、人员保密守则等。

（3）实施病历安全保密措施，如病历门禁管理、运送安全、窗口回收与销毁等。

MOI.4 医院使用标准化的诊断代码、操作代码、符号、缩写和定义

❶ 医院是否有关于病历不可使用的缩写、可用的缩写及可用符号的清单？

答：有。医院有关于缩略语的规定，清单公布在医院内网上（并提供给评审委员）。

❷ 目前，我院使用的标准疾病诊断代码和标准手术与操作代码分别是什么？

答：标准疾病诊断代码为ICD10，标准手术与操作代码为ICD9-CM-3。

MOI.7 保护记录和信息,防止丢失、破坏、篡改以及未经授权的查阅或使用

❶ 在申请复印或复制病历资料时,需提供哪些证明材料?

答:(1) 申请者为患者本人的,应当提供其有效身份证明。

(2) 申请者为患者代理人的,应当提供患者及其代理人的有效身份证明、申请者与患者代理关系的法定证明材料和授权委托书。

(3) 公安局、检察院及法院等执法部门持单位的介绍信和经办人工作证。

(4) 对于死亡患者,由死亡患者的法定继承人及其代理人提供以下证明:①患者死亡证明;②患者身份证,身份证已注销的则需提供户口本;③申请者的身份证(死亡患者法定继承人的法定证明材料、代理人与法定继承人的关系证明)。

❷ 允许复印的病历内容包括哪些?

答:允许复印的病历内容包括出院记录、入院记录、特殊检查(治疗)同意书、手术同意书、手术及麻醉记录单、医学影像检查资料、病理报告、化验单(检验报告)、医嘱单、护理记录及体温单等。

❸ 对医务人员借阅病历的管理有哪些要求?

答:医务人员若需要借出病案进行科研、教学以及病例讨论等活动,则必须提出书面申请,经科主任确认签名,再经医务科同意,才可到病案室进行借阅,每次借阅时

间不能超过3天。

4 患者病历复印流程如何？

答：（1）申请者携带所需证件到病案统计室复印窗口办理申请手续。

（2）经病案统计室工作人员审核无误后，办理复印手续。

（3）复印病历资料，按照规定收取工本费，由病案统计室工作人员开具收据。

（4）由病案统计室工作人员对病历的复印件进行核对并加盖复印专用章后，患者（或代理人）可以拿取病历复印件。

MOI.9 文件管理和实施：对应政策为《医院制度与程序制定管理办法》

1 医院向员工公开信息的渠道有哪几种？

答：医院向员工公开信息的渠道有院周会、医院内网及文件形式。

2 制度的制定、修订需要符合哪些要求？

答：（1）符合国家法律、法规的要求及医院运行情况，各部门每半年对相关的法律、法规进行检视。

（2）符合医院宗旨、目标。

（3）符合一定的格式，具备制度代码。

（4）每年或根据需要复审和修改，并注明修订日期。

（5）制度有电子版形式供员工查阅。

（6）过期、修改或删除的制度按规定归档,保存期限依据医院档案管理规定执行。

MOI.9.1 为确保正确执行用于指导临床和非临床实践的规章制度、程序、计划及其他文件:对应政策为《制度和程序标准格式、书写指引》

❶ 每个员工都能及时获悉医院所制定的制度吗?

答:能。医院会将制度发布至医院内网,并短信通知全院职工有新制定或修订的制度。新上网的制度的标题以闪烁的"New"提示,持续1个月;修订处以底色加灰的方式明显标示;在3个月后,恢复成一般格式。

❷ 员工是否能随时查阅到相关制度?

答:医院内网有规章制度查询版块,员工可以按制度名称、发布日期、版本、责任科室、责任人及核准人等查到所需的制度。

❸ 医院内员工如何知道有最新的政策或制度?

答:（1）新上网的制度和程序的标题以闪烁的"New"提示,持续1个月。

（2）短信通知全院职工,在医院内网上有新制度和程序。

❹ 你如何知道医院内部有新的表单公布?

答:新上网表单的标题以闪烁的"New"提示,持续1个月,并短信通知全院职工。

MOI.10 医院为每一位接受评估或治疗的患者创建和维护标准化的临床记录，并决定该记录的条目内容、格式和位置：对应政策为《病历书写规范》

❶ 关于病历书写日期和时间，是如何规定的？

答：在书写病历时，一律使用阿拉伯数字记录日期和时间。日期采用公元纪年，时间采用24小时制记录。所有记录均应书写日期和时间，并具体到分钟。

❷ 病历书写管理制度如何？

答：(1) 在书写病历时，应当使用中文和医学用语，疾病诊断依照"国际疾病分类(ICD10)"，手术与操作名称依照"国际疾病分类(ICD9-CM-3)"编码书写，并要按医院关于可缩写词和不可缩写词的清单进行书写。

(2) 病历书写应当表述准确，语句通畅，标点正确。

(3) 上级医务人员有责任审查和修改下级医务人员书写的病历。

(4) 电子病历由系统来记录病历书写时间，应在各种规定时限内完成病历书写。

MOI.10.1 临床记录包含用于患者身份辨识的信息

❶ 病历书写基本规范要求有哪些？

答：要求病历内容准确、完整，语句通顺，文字简练，必要时绘图描述；不得随意拷贝、伪造、删改、涂抹、撕毁或留空行；打印后应当使用黑色笔签字。

附件　JCI医院评审各章节列表

缩略语	章节(英文)	章节(中文)
IPSG	International Patient Safety Goals	国际患者安全目标
ACC	Access to Care and Continuity of Care	医疗可及性及连续性
PFR	Patient and Family Rights	患者及家属的权利
AOP	Assessment of Patients	患者评估
COP	Care of Patients	患者治疗
ASC	Anesthesia and Surgical Care	麻醉及外科治疗
MMU	Medication Management and Use	药品管理及使用
PFE	Patient and Family Education	患者及家属的教育
QPS	Quality Improvement and Patient Safety	质量改进和患者安全
PCI	Prevention and Control of Infections	感染预防与控制

续　表

缩略语	章节(英文)	章节(中文)
GLD	Governance, Leadership, and Direction	治理、领导及管理
FMS	Facility Management and Safety	设施管理及安全
SQE	Staff Qualifications and Education	人员的资质和教育
MOI	Management of Information	信息管理

参考资料

1.《三级综合医院评审标准实施细则》(2011 年版),卫办医管发[2011]148 号,由原卫生部于 2011 年 11 月 25 日印发。

2.《JCI 医院评审标准》(第 4 版)中文版,由中国医院协会组织卫生领域专家翻译,由《中国医院》杂志社于 2012 年 10 月发行。

3.《JCI 医院评审标准》(第 5 版)中文版,2014 年 4 月 1 日起生效。

4.《JCI 医院调查程序指南》(第 5 版)中文版,2014 年 4 月 1 日起生效。

主编简介

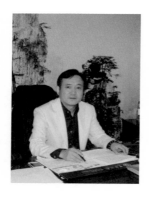

　　左伟,普外科主任医师,中国医科大学医学博士,中国人民大学公共管理学硕士毕业(MPA),现任宁波市第四医院院长,国内知名医院管理专家,第三届全国医院(卫生)文化建设先进工作者。从事医院管理工作近20年,曾多次应邀赴省内外及海外进行有关医院管理的学术交流,发表医院管理方面的论文多篇。在他的带领下,宁波市第四医院取得了跨越式发展,以JCI认证、三级医院评审、信息化为抓手,全方位实行精细化管理,基本完成由粗放型经验管理向科学型精细化管理转型,于2013年2月8日通过了第一轮JCI认证,并于2016年1月22日通过了第二轮JCI认证。

医院简介

　　宁波市第四医院始建于1938年,占地面积180亩,建筑面积10万平方米,开放床位1000张,为宁波南部地区唯一一所三级综合性医院,是温州医科大学附属象山医院。该院于2013年2月8日通过了JCI认证,并于2016年1月22日通过了第二轮JCI认证。

　　医院始终坚持"患者至上,确保质量与安全"的使命和宗旨,以"与国际接轨,打造宁波南部地区医疗中心,成为全国品质标杆医院"为愿景,实施四项战略:学科建设在自我发展的基础上,依托"沪、杭、温、京";质量与安全依托JCI及三级医院标准体系;管理能力依托我国台湾地区名院;教科研依托高等院校。全面推进从单纯医疗型医院向复合型医院转变,全面推动医教研协调发展,全面推行精细化管理,全面提升医院综合实力,探索和实践具有中国特色的医院管理模式,利院、惠民、促医改,更好地为宁波地区的医疗卫生服务做出自己的贡献。